WAC BUNKO

和田秀樹の老い方上手

品よく、賢く、おもしろく
魅力的な老人に!

和田秀樹

JN063075

.C

はじめに

ユーチューバーという存在が若者の間で憧れのようですが、私も人に誘われて、その一人になることにしました。

最初は、多少の収入になるのではとセコイことを考えていたのですが、やってみると自分の本音が言えて楽しくなってきました。

というのも、以前、私もテレビのコメンテーターに呼ばれることが多かったのですが、テレビ側に都合の悪いことをいうと、すぐに降ろされてしまうということを何度も経験したからです。

それ以来、テレビメディアなどというものはまったく信頼できなくなりました。

コロナ禍でも、専門家と称する人たちはみんな感染症の専門家で、免疫学や老年医学、精神医学の専門家は排除されました。厚労省だけでなく、テレビ局も一緒になって排除したのです。

自粛を勧め、それを守れない人たちを攻撃する側からすると都合が悪かったのでしょうが、たとえば免疫学者に言わせると自粛ばかりしていると免疫力が落ちてかえってコロナが重症化しやすくなるし、老年医学の立場では自粛を続けると足腰や脳の働きが弱ります。また精神医学の立場でも家に閉じこもり、コミュニケーションが減るとうつ病になりやすくなるし、最悪、自殺につながってしまいます。

それなのに、そういう発言はテレビでは許されませんでした。

たまたま、私のユーチューブチャンネル「和田秀樹チャンネル」はコロナ真っ盛りの頃から始めたもので、テレビで本当のことをいわせてもらえない欲求不満もあって、**テレビを信じているといかに危険かを訴えることが重要なテーマとなりました。**

もう一つ、私が精神科医として、あるいは教育者として大事なテーマとしていることに、なるべく多様な考え方ができるようにするということがあります。

たとえば、「これが絶対正しい」とか、「人間たるもの（日本人たるもの）かくあるべし」と思っていると、それでうまくいかないときに、柔軟に他の解答を求めたり、別の生き方をしたりすることができず、挫折し、最悪うつ病や自殺につながることが珍しくありません。

人生いろいろと考えて、いろいろな生き方や考え方ができる人のほうがメンタルは強いのです。

私はこのチャンネルで、自分が正しいと思うことを、遠慮せずに提言してきましたが、それが絶対の正解として、視聴者の方に押し付けるのではなく、「こんな考え方もある」という形で、ほかの可能性を提示するのが本心です。

たとえば、日本の医者は血圧が高い人がいれば下げろと押し付けることが多いのですが、血圧を下げるために薬を飲むと、頭がフラフラすることがあるし、塩分を控えて味気のないものをずっと食べないといけなかったりします。あるいは、大好きな酒をやめないといけないということがあります。

ところが、日本では、血圧を下げる治療と、それをやらなかった人で、どちらが生存率が高いのかなどを比べた大規模比較調査がありません。

私が高齢者を長く診てきた経験では、血圧が高くても長生きする人はいくらでもいるし、むしろ元気な人が多いのです。もちろん、高齢者についても大規模調査はありません。

だから「血圧はそんなに気にしなくてもいいんじゃないの。日本はがんで死ぬ国で、心筋梗塞の10倍もがんで死んでいるし、脳卒中は死因の4位にまで落ちたんだから」などと患者さんにも伝えるし、著書でも明言しています。

でも、それは情報の一つであって、絶対の正解だとは思っていません。

ちゃんと大規模調査をやって本当のところがわかるまで、正統派とされる医者のいうことと、私のような高齢者をたくさん診てきた経験からものをいう医者とは対等だとは思いますが、私のほうが正しいと僭越なことをいうつもりはありません。

また、人間には個人差があるので、大規模調査の結果が出たからといって、それも絶対的な正解とは限りません。

だから「人様に、いろいろながまんを強いたり、飲みたくない（飲みたい人もいるでしょうが）薬を押し付ける以上、ちゃんと証拠を示せ」と言いたいだけです。

そして、いろいろな情報を得た上で、正統派の医者の意見を選ぶか、私の意見を選ぶかを決めるのは患者さんだということです。医者が押し付ける権利はありません。

ただ、私が医療情報も含めて、いろいろな情報をこのチャンネルを通じて皆様にお伝えするのは、日本というのは、お金を持っているか以上に、情報をもっているかどうかで人生が決まるということがあるからです。

たとえば東大病院が日本一の病院だと信じている人は、心臓の具合が悪くなった際に、東大病院に入院することを選ぶでしょう。大金持ちであれば、1泊23万円の素晴らしい個室もあります。ところが入院してから、上皇陛下の手術をしたのが順天堂大学の天野篤先生だと気づいても、東大病院に入院している限り、どんなに大金持ちでも上皇陛下のような例外は認められないことになります。そして、上皇陛下の手術のときに、脇でぼーっと見ていた教授に執刀されることになります。

ところが、情報が十分ある人であれば、生活保護の人でも天野先生の手術を受けることができます（理由をつけて断られるかもしれませんが、法的にはそうです）。

アメリカのように、保険が利かず腕のいい医師ほど手術料が高い国と違って、日本では、保険で、手術の達人の先生も、研修を終えたばかりの先生も同じ値段なので、情報がいちばん大切ということになります。

本書でも書きますが、最高レベルとされている大学病院の内科治療にしても、中高年までの人で一つの病気にしかかかっていない人にとっては素晴らしい治療が受けられますし、細かい検査も受けられるわけですが、高齢になっていくつも病気を抱えている場合は、逆に寿命を縮めたり、元気を奪う治療になることは珍しくありません。

情報があるほうがいい医療を受けられる以上、多面的に情報を集めたほうが得だということです。

教育にしても、合格実績のいくら高い塾でも、できる子にとってはいいかもしれませんが、できない子を伸ばしてくれる可能性はかえって低いくらいです。余計に劣等感を感じて将来に悪影響を与えるかもしれません。

その子に合った塾を探すのにも情報が必要です。また、塾の多くは勉強のやり方を教えてくれませんから、私の著書などで効率のいい勉強法を身に着けたほうが名門塾に行くより受験に有利になることを、私は数多く見てきています。私の主宰する通信教育なら、おそらく名門予備校の3分の1くらいの値段で、はるかに進学実績（受講者が少ないので合格者数は少ないですが、合格率は高いです）を上げているのですが、宣伝をしないうえ、情報を得ようとする人が少ないので受講者は少ないままです。

私が、なるべく世間で流通していない話をこのチャンネルでしてきたのも、情報が多いに越したことがないという信念からです。私のいうことが正しいというより、世間の常識と違う角度の話をすることで、判断の材料が増えると信じているからです。

コロナ禍でも痛感しましたが、マスコミで流される情報を素直に信じて外に出なかった高齢者がかなりの数で歩けなくなったりしています。でも、誰も責任をとってくれません。

このチャンネルをまとめたものが、一冊の本になったのは、そういう背景があるので、私には嬉しい話です。いろいろな角度から情報をとり、ものの考え方を一面的なものにしないヒントにしてもらえれば、著者として幸甚この上ありません。
末筆になりますが、本書の編集の労を取ってくださったＷＡＣの佐藤幸一さんには、この場を借りて深謝いたします。

２０２３年10月

和田秀樹

和田秀樹の老い方上手

品よく、賢く、おもしろく魅力的な老人に！

目次

第3章 老いの季節を楽しむ

第4章 自分の心と向き合う …… 145

装幀／須川貴弘（ＷＡＣ装幀室）

第1章

精神科医は世の中の事件をこう見る

ジャニーズ事件の共犯者・テレビ局を断罪せよ

光ＧＥＮＪＩやＳＭＡＰ、嵐など、国民的男性アイドルを続々と世に送り出してきたジャニーズ事務所の創始者、ジャニー喜多川（２０１９年死去）による、所属の少年タレントたちへの長年にわたる性加害疑惑、いわゆる「ジャニーズ問題」を受けて、「児童虐待防止法」の改正が取りざたされています。

こういう話を聞くと、私ども精神科医はとても気になります。性的なトラウマというのはなかなか癒えるものではなく、一生引きずることもある。しかも日本の場合、そういうトラウマを抱えた人を治療する医療機関はとても少ないうえ、そもそもトラウマには薬が効かないのに、カウンセリングが専門の医者は大学病院の精神科の教授には一人もいません。

しかも、アメリカの有名な調査によると、男にレイプされた女性がＰＴＳＤ（心的外傷後ストレス障害）になる割合はおよそ45％であるのに対し、男による男性へのレイプの場合、被害者がＰＴＳＤになるケースは55％にも上るということです。

男に犯された男の心の傷の大きさというのは、その惨めさとか不条理さを思えば無理もないような気がします。だから、ジャニー喜多川のケースも、「おじいさんがちょっとイタズラしただけじゃないか」ということですまされる問題ではない。たとえ加害者が故人であったとしても、事件の全貌を明らかにして、被害を受けた人たちへの心のケアが行われなければなりません。

私がとくに不愉快に思ったのは、ジャニー喜多川という人の少年への性的虐待疑惑は昔から知られていたのに、それをマスコミがずっと黙殺し、報道しなかったことです。今回、イギリスの公共放送ＢＢＣがこの問題を大々的に取り上げ、国連人権理事会が調査に乗り出したことで、日本のテレビ局も、やっと恐る恐る取り上げるようになりました。

いまから35年前の１９８８年に、元フォーリーブスのメンバー、北公次氏が『光ＧＥＮＪＩへ』という自伝を書き、その中でジャニー喜多川に性的な行為を強要されていたことを告発しました。フォーリーブスといえば、当時のジャニーズ事務所を代表するアイドルグループで、なかでも北公次氏は女の子たちの人気の的でした。

ところが、この告発本は芸能界から猛反発をくらい、でっち上げだ、インチキだということにされ、マスコミもいっさい無視を決め込み、結果として北公次氏は芸能界から葬り去られ、二度と表舞台に立つことはありませんでした（２０１２年死去）。

その後もジャニー喜多川とジャニーズ事務所に対する元所属タレントや週刊誌からの告発は断続的に続き、裁判にもなっているのに、新聞・テレビはそれらをまったくと言っていいほど報じることなく、知らんふりを決め込んでいました。

ところが、海外メディアや国連が騒ぎ出したのであわてふためき、「まあジャニーさんも亡くなったことだから」と、これまでのことなどいっさいなかったかのように、いまさら「もし事実だとしたら二度とあってはならないことです」などときれいごとを言っている。恥ずかしくはないのでしょうか。

テレビ局の人間などというものは、自分たちの年収（平均約１５００万円）を守るためなら、アルコールが原因で毎年3万５０００人が死のうと飲酒シーンのＣＭを流し続けたり（ＷＨＯはやめるように勧奨しています）、年間１００人が拒食症で亡くなろうが、痩せすぎモデルを使い続けたりするようなメディアです。「強いものには絶対服従」がテレビ局の基本理念ですから、人気タレントを多数抱える大手事務所が表沙汰にしたくないことは、いっさい報じない。

それが今回のジャニーズ問題で白日の下にさらされると、初めて知ったかのような顔をしてきれいごとを繰り返すのは厚顔無恥としか言いようがありません。

それはともかくとして、今回のジャニーズ問題と前後して、強制性交罪と言われるものが「不同意性交罪」に名称変更され、処罰の範囲が明確化されるなど、刑法改正の動きが進んでいます。これは、ジャニー喜多川のしたことが法律上、「強制性交」にあたると認識されたからだと私は考えています。こうした動きについて、精神科医として少々意見を述べさせてもらいたいと思います。

「強制性交」というものは、これまでは男が女性に無理やり性行為に及ぶことを指していたわけですが、今や相手が男女にかかわらず、性的な行為を相手の同意なく行うことも含まれるということになる。とくに、立場の強い人間が弱い人間に対して――たとえば親が子に、学校の先生が生徒にわいせつな行為をするのも「強制性交に当たる」という考え方になったわけです。

精神科医として言わせてもらうなら、実際に性交まではしていなくても、そういう行為は人によっては大きなトラウマになる恐れがある。結果として相手に心の傷が残ってしまうような行為を「強制性交」と見なし、重い罪を課すことにはもろ手を挙げて賛成します。

もう一つ、元ジャニーズJr.の被害者が言っていたことですごく印象的だったのは、「加

害者の罪を重くすることはもちろんだけれど、傍観者、つまり周りで見て見ぬふりをしていた大人たちも同罪にしてほしい」ということです。これは本当に正論だと思います。
たとえば集団レイプなどの場合だったら、周りで傍観している人間も性的虐待に加担していると見なされ、罪になるでしょう。それと同じことです。

アメリカでは児童虐待を目撃しながら通報を怠ると、重い罪に問われます。それは、児童虐待の被害者の人たちがその後、健全に育たない恐れがあり、場合によっては凶悪犯罪を引き起こす可能性があるという認識がアメリカ国民の間で共有されているということです。だから、見て見ぬふりをする人たちも罪を問われるべきだというジャニーズ事件被害者たちの主張は傾聴に値すると私は思います。

もう一つ、今回の刑法改正の要点ですが、たとえば10歳の子供に性的虐待を行った場合、10年から15年の時効が、被害当時の10歳からではなく、18歳からカウントされることになりました。

私自身、15歳で集団レイプにあった女性の手記をもとに『私は絶対許さない』(2017年)という映画を作ったわけですが、その女性が、自分が集団レイプされたことを世の中に訴えることができたのは、事件から20年近くたった34歳の時まで待たねばなりませんでした。

やはり、若い時に性被害を受けた人は20年ぐらい経たないと、あるいは40歳を過ぎたくらいでないと告白できないというのが実情です。だから、絶対に「もう昔の話じゃないか」というような問題ではありません。ラジオの深夜放送を聞いていると、ある有名芸人が若い女性に無理やりにセックスをしたという話について「ネタが古すぎる」とその番組のパーソナリティの芸人が笑いながら話していましたが、これをもし被害者の女性が聞いたなら、そのパーソナリティは性的加害者といっていいほど、ほぼ間違いなく被害者のトラウマは大きくなります。いくら昔のことでも、笑ってすませられるものではないことを肝に銘じるべきでしょう。

ドイツの場合だと、被害者が30歳になるまで時効をカウントしません。時効までの期間も20年、30年とあるので、実質的には時効はないに等しい。ＰＴＳＤの患者さんの心の傷は一生治らないこともあるんです。それなのに、加害者のほうは5年や10年で「ハイ時効です。無罪放免、お咎めナシ」なんてことがあっていいのかという話です。

日本では性犯罪にあったり強制性交されたりした人のわずか3・7％しか警察に被害届を出していない（警察が面倒くさいから受理しない結果でもあるのですが）という内閣府の調

査があります。にもかかわらず、起訴されるのはその中のたった3割ですよ。つまり100人に約1人というわけです。

日本の警察というのは、一時停止違反を物陰に隠れて見張りながら3人がかりで捕まえるくせに、ストーカー被害の相談に行くと、「いま人手不足で忙しくってね」と体よく追い返す。だいたい刑事ドラマっていうのは、いかにも警察が働いているように見せるために作られると私は考えています。言ってみればテレビ局から警察への賄賂みたいなものですよ。自分たちの年収を守るために取材費をケチって自分たちで取材しようとせず、警察の情報に頼って番組を作るものだから、忖度しまくっています。だけど、テレビドラマみたいに熱心に仕事する刑事や警察官なんて、実際にはそうはいません。

交通違反は金になるから取り締まるけれど、一文にもならない事件なんて捜査する気もない。性犯罪なんて調べるのも面倒くさがって、「向こうも金を払うって言っているんだから」って、たった100万円やそこらの金で示談を強要する。これは実質的に被害者が100万円で売春したことにするようなものじゃありませんか。「私は示談なんかにしたくありません」と言っても、「でもねぇ……証拠そろえられないし、起訴は難しいねぇ。示談にしなさいよ」と被害者を誘導するという話も聞きます。

性犯罪というのは本当に憎むべき犯罪です。厳罰化・重罪化する以外に予防する手段はないし、それしか被害者を救う方法はありません。見て見ぬふりをした人も罪になるよう法整備することも重要です。日本のフェミニストは女性の管理職や政治家を増やせというが、そのような動きはほとんどしてくれません。いずれにせよ、ジャニーズ事件に関してはテレビ局も共犯者として同罪に問われ、告発されてしかるべきではないでしょうか。

（2023年5月18日・6月22日）

りゅうちぇるさんの死について考えさせられたこと

この夏、ｒｙｕｃｈｅｌｌ（以下りゅうちぇる）さんという若い有能なタレントさんが亡くなりました。自殺という説が一般的で、この話題を取り上げるかどうか迷ったのは、私は精神科医としてマスコミの自殺報道というものに対してずっと批判的だったからです。

現在では、自殺防止を目的とした「自殺報道のガイドライン」をＷＨＯ（世界保健機関）が世界各国のメディアに勧告しています。有名人の自殺をセンセーショナルに報道しないこと、自殺方法を詳細に説明しないこと、自殺を美化しないことなどを訴えたもので、これは、後追い自殺や、自殺方法の模倣を防ぐことを主な目的としたものです。

しかし、日本のテレビは、最後に「いのちの電話」や「こころの健康相談」などの連絡先を免罪符のように紹介することで、自殺報道を正当化しています。りゅうちぇるさんの場合も、その死を美化するような取り上げ方で、短期間に大量の報道が行われました。TBSの『サンデージャポン』など、二週にわたってこの話で騒いでいます。やりすぎです。私にもいくつか取材の申し込みがありましたが、テレビでは任意な編集が可能だということもあって、すべて断りました。

その代わりといってはなんですが、この問題について、精神科医の立場からお話してみたいと思います。

「ジェンダーレス男子」としてテレビの人気者になったりゅうちぇるさんは、身体的には男でも、小さい頃からかわいいものが大好きで、「普通の男の子になりたい」と思っていたそうですが、いわゆる「LGBT」には当てはまらない「性自認」と「性的指向」を持ち、一緒にテレビ出演していた女性モデルのpecoさんと結婚しています。やがて一児をもうけ、育児に熱心な父親として「イクメン・オブ・ザ・イヤー」なるものを受賞しました。

しかし、「父親であることは誇りなのに、夫であることにつらさを感じる」という理由で離婚。ただし、元妻のｐｅｃｏさんとは人生のパートナーというい関係を保ち、「新しい家族の形」として同居生活は続けていました。

りゅうちぇるさんは、「どんな立ち位置の人も平等に生きなくちゃいけない」とか「自分が貫く信念は絶対に曲げない」とか、いいことをたくさん言っています。しかし、我々精神科医の考える、患者さんがいちばん避けるべき「かくあるべし」思考が随所に見られたのは事実です。「かくあるべし」思考とは、自分はこうあるべきだ、こういうことをしてはいけないと思い詰めることです。

ＬＧＢＴの人を差別してはいけないとか、ジェンダー差別は許されないとかいうのはごく当たり前のことだし、ネットに他人を誹謗中傷するような書き込みをすべきではないというのも、もちろんそのとおりだと思います。

しかし、残念ながら、非の打ちどころのない完全無欠な人間というものは存在しません。したがって、ホモセクシュアルの人だとか、社会からの脱落者、貧乏な人たちを見ると、ついつい蔑《ないがし》ろにする気持ちがわいてくることがある。それはやむを得ないことだと思います。

私が言いたいのは、**そういう気持ちになる自分を必要以上に責めてはいけないということです。**かわいそうな境遇にある人をバカにした自分は人間のクズだとか、少数派の性的指向の人を特別視するなんて、自分はなんて差別的な嫌な人間だろうとか、こんな人間に生きている価値があるんだろうかなどと思い詰めたら、うつになってしまう。「かくあるべし」思考というのは、意識にとどめておけばそれでいい。思想まで「かくあるべし」思考に縛られてはいけません。

おそらく、りゅうちぇるさんは自分の言葉に責任を持たなくてはいけないと考える真面目な人だったのではないかと思います。いったん口にしたなら、そのようにしなければいけない。夫婦である以上、一緒に子育てすべきだ。夫なのだから、ああしなければいけない、こうでなければいけないと自分で自分を縛ってしまうタイプの人だったんじゃないでしょうか。だから、夫であることがつらくなる。

りゅうちぇるさんは一見すると明るいキャラクターでしたが、実はかなり堅苦しく、生真面目な人だったのだと思います。どんなにユニークな発言をしようと、ぶっ飛んだ意見であろうと、「こうでなければいけない」的な決めつけを含んでいれば、我々精神科医は、それを「頭が固い」と見なすわけです。頭が柔らかい人は、「LGBTの人たちと共生する社会を作りましょう」と口では言いながら、でも、ゲイの人がそばにいるとちょっと気持ち悪いなと心の中で思うみたいに、いろんな思考パターンが頭の中を駆け巡っています。

ただ、人前で言っていいこととといけないことをはっきり区別して口に出す、あるいはネットに書き込むのが常識人のあり方です。それを見境なく、「同性婚なんて見るのも嫌だ。隣に住んでいたら嫌だ」と、こともあろうに記者の前で発言してクビになった総理大臣秘書官がいましたが、それは論外です。

こんなことは言ってはいけないと思っても、思考まで縛ってはいけない。「あいつ、殺してやりたい」と思ったとしても、本当に殺してしまったら殺人罪ですが、憎く思うこと自体はしかたがない。誰だって一度はそんなことを思ったり口にしたことがあるかもしれません。そう考えること自体がいけないと思い込むと、苦しくなってうつ病を発症する可能性が高くなります。

だから精神科医は、患者に本音を語ってもらおうとします。「心の中で思ったことを包み隠さず打ち明けてもらいたい。それがたとえ不道徳なことであろうが、わいせつなことであろうが、構わないから率直に話してください」とお願いします。

人間というのは弱い生き物です。いくら時代が移り変わっても、それだけは昔から変わらない。口に出して言ってしまうと傷つく人がいるから、それは決して言ってはいけないよ、だけど、心の中では何を考えてもいい、それはあなたの自由だよ、というのが我々精神科医の基本的な考え方です。

もう一つ、マスコミは誹謗中傷はやめようとか、いじめをなくそう、仲間はずれはいけないとかって騒ぐけれど、現実問題として、そうしたことが世の中からなくなるはずがありません。それは古今東西、同じことです。そんな無理なことを期待するより、苦しんでいる人を救い、自殺を防ぐには、まずメンタルヘルスを充実させることです。

「こんなことを言われて、もう死にたい」と苦しんでいる人に親身になって相談に乗ってくれる医者やカウンセラーがいるメンタルヘルスの機関をどんどん増やすべきです。そうすれば自殺は防げるかもしれない。なんとか再び日常生活に戻れるようになるかもしれません。

ところが厚生労働省は、全国82の大学医学部の精神科の主任教授が薬の専門家がほとんどで、カウンセリングが専門の人が一人もいない状況をほったらかしにしています。

文科省は文科省で、管轄下にある「臨床心理士資格認定協会」が自分たちの権限を笠に着てまともに資格を継続させない横暴さに目をつぶっている。一定数の講習を受けないと資格がはく奪されるのに、十分な講習会の定員を設けず、いつも抽選で落としてばかりいます。「臨床心理士資格認定協会」は、むしろカウンセラー制度を妨害するためにある機関だと言ってもいい。

そういう連中のせいで、日本のメンタルヘルスは世界最悪のレベルにあります。少なくとも先進国の中では最低レベルです。誹謗中傷を批判するのもさることながら、それに傷つき、悩んでいる人たちがまともにカウンセリングも受けられないこと、被害者の心に向き合い、メンタルを保つ医療を提供する機関がほとんどないことが、いちばんの問題です。りゅうちぇるさんの死を「痛ましい」と言うのなら、マスコミはなぜそのことを追及しようとしないのか。

りゅうちぇるさんの死についてはいろいろと考えさせられることがありましたが、最後に、彼のファンだった方にお伝えしたいのは、自分はこうでなければいけないとあまり思いつめないこと。そして、彼の発言は非常にユニークで面白いけれど、それだけが絶対に正しいわけではなく、いろいろな考え方の中の一つと受けとれる柔軟性を持つこと——この二つです。りゅうちぇるさんの悲劇を繰り返してはいけません。（２０２３年７月25日）

渡辺徹さんの命を縮めた血糖値を下げる治療

私と同世代の俳優、渡辺徹さんが亡くなりました。私のほうが一つ年上で、糖尿病仲間でもあります。お会いしたことは数えるほどしかなくて、つい何カ月か前にラジオ局ですれ違った時には、マスクをされていたこともあって、渡辺徹さんだとはわかりませんでした。すっかり痩せてしまっておられたので気がつかなかったのかもしれません。

死因は敗血症とのことですが、糖尿病からくる慢性腎不全で人工透析を受けていたそうです。医師の指導で血糖値をコントロールしながら、体重を130キロから78キロに大幅に落としたと、何かで読みました。78キロというと、それでもけっこうあるように思うかもしれませんが、彼の身長は180センチですから、78キロは標準体重ということになるわけです。そういった努力をされていたのに、若くして亡くなってしまった。

正常な血糖値と言われているのは70～140㎎／dℓ未満ですが、私自身はだいたい300㎎／dℓ前後でコントロールしています。糖尿病の人だったらご存じだと思いますが、1

カ月から2カ月ぐらいの平均的な血糖値を表す、いわゆる「ヘモグロビン（Hb）A1c」の基準値は5・5％以下ですが、私の場合、9～10％くらいですから、相当高めでコントロールしていることになります。

だから、もういい加減に血糖値を下げろとよく言われるのですが、私は血糖値は高めにコントロールしたほうがいいと考えていて、「ACCORD《アコード》試験」と言われる大規模調査でも、HbA1cが7・0から7・9％ぐらいの、やや高めでコントロールした人のほうが、基準値まで血糖値を下げた群よりずっと死亡率が低かったというデータがあります。それでも、10％はさすがに高いのですけどね。

私が高齢者医療専門の「浴風会」という病院に勤めていた頃、やっぱり巷には血糖値を正常にしたがるお医者さんっていうのはすごく多かったんですけれども、むりやり正常値に下げてしまうと、明け方ぐらいに朦朧《もうろう》としてしまったり、ひどい場合は失禁したり、ボケたようになってしまう患者さんが大勢いました。そういうのを見ているので、「低血糖は怖い」というのが、私の正直な印象です。

糖尿病というものに関してはどうも誤解が多くて、一般的には血糖値が高くなる病気だというくらいの認識しかないと思いますが、私の認識からすると、糖尿病は血糖値が動く病気なんですね。

糖尿病の症状のない人が「低血糖」の発作を起こして倒れることはめったにない。低血糖の症状を起こすのは、逆に糖尿病の人なんです。低血糖の発作を起こした糖尿病患者が、冷や汗かいてハアハアいいながら角砂糖を一つ舐めたら治まった、みたいなシーンをドラマでご覧になったことがある方も、もしかしたらいらっしゃるかもしれません。

つまり、血糖値がずっと高い状態のまま動かなければ、低血糖の発作は起きないわけですが、糖尿病は血糖値がすごく動く病気だから、そういうことが起こる。とくに、血糖を低下させるインスリン注射を打っていると、よけい動く傾向があります。

「早朝血糖」と呼ばれる朝起き抜けの血糖値を測って、それをなるべく正常範囲に収めようとするのが、一般的なやり方です。早朝血糖は、家に常備できる小さな血糖値測定器を使って測ることができます。私もそれを持っているのですが、私の場合、血糖値が300を超えている日は薬を飲みます。そうでない日は飲まない。だから他の医者から見ると「ふざけるな」と怒られるぐらい血糖値が高いわけですけれど、それを100とか110とかの正常値に近づけると、たいてい低血糖の発作を起こしてひどい目にあう人が多いのです。高齢者だとボケたみたいになってしまう。

私の糖尿病が見つかった時の血糖値は660㎎／dℓあったんですよ。でもその時にボロボロで死にそうだったかっていうとそんなことは全然なくて、ただやたらに喉が渇くというだけの症状でした。

これが50㎎／dℓぐらいまで下がって低血糖になると、冷や汗をかいて苦しんで、20とか30に下がると死んでしまうこともある。血糖値30㎎／dℓ以下では、「意識レベルの低下」「異常行動」「痙攣」「意識昏睡」が起きます。だから高血糖より低血糖のほうがよっぽど怖い。僕はそう思っています。

血糖値が50とかになると、脳に栄養がいかなくなってしまうことがあります。そのため血糖値を下げる治療をしていると、血糖値が下がるたびに脳や腎臓がダメージを受ける。糖尿病の三大合併症と言われるものに網膜症、神経障害、それから腎症《じんしょう》があります。目が見えなくなる、神経がやられる、腎臓が悪くなるわけです。腎臓がうまく働かなくなると人工透析をしなくてはいけなくなる。渡辺徹さんも透析を受けていました。

この三大合併症はどれもみんな、血糖値が高いせいで起こると思われているわけですが、実は血糖値が下がっている時間に、目や腎臓がダメージを受けるせいではないかと、私は疑っています。

私の血糖値が高いことがわかったのは4年半前なんですけれど、それ以前は血糖値を測ったことがないから、たぶん5、6年前からすごく高かったんじゃないかなと心配になって、半年に一度「眼底検査」をし、「GFR」(糸球体濾過《ろか》量＝糸球体の老廃物を尿に排泄する能力)を検査して腎臓が悪くなっていないか調べているんですが、両方とも全く異常なし。高血糖値のまま6年間ほうっておいたのに、目も腎臓も全然ダメージを受けていないんです。

一方、渡辺徹さんは腎症という合併症を起こして透析を受けていた。つまり、低血糖の害のほうがよっぽど体に悪いし、50キロ以上も体重を落としたのはすごく体に負担になったと私は信じています。

かつて私が勤めていた浴風会は高齢者専門の総合病院で、隣に老人ホームが併設されているから、ホームの患者さんを亡くなるまで診るわけですけれども、血糖値によって「正常群」「境界型高血糖群」「糖尿病群」の三種類に分けてその後の生存曲線を調べたら、実はまったく差がありませんでした。

そういうこともあって、高齢者の場合は、血糖値が高いからといって寿命が短くなるわけではないことがわかったから、糖尿病の人にはあまり積極的な治療をしなかった。と同時に、そのころ浴風会でよく言われていたのが、「糖尿病の人はなぜかアルツハイマーにならない」「糖尿病の人はボケない」ということです。つまり、脳に糖分が行き渡るほうがボケないですむと考えられるのです。

それを板垣晃之という先生が、2、3年にわたって200例以上の脳の解剖所見を実際に調べてみた。すると、糖尿病があった人は8・8%しかアルツハイマーになっていない。一方、糖尿病がなかった人は28%もアルツハイマーになっていた。血糖値が高いせいか、明らかに糖尿病がある人のほうがアルツハイマーにならないというデータが得られたんですね。

ところが、浴風会のデータよりずっと有名なものに、九州大学の調査による福岡県久山《ひさやま》町《ちょう》のデータがありますが、こちらはまったく正反対の結果を示しています。

久山町は町をあげてその疫学研究に参加しているので、亡くなった方をほとんど解剖していますが、同じく解剖して調べた浴風会のデータとは大きく異なり、こちらでは、糖尿病があった人は、なかった人の2・2倍、アルツハイマーになりやすいという結果が出た。だから、糖尿病の人のほうがアルツハイマーになりやすいというのが現在の定説です。糖尿病の人ほどボケるということですから、私も早晩ボケるかもしれません。

しかし、久山町のデータと浴風会のデータとの最も大きな違いは、久山町では基本的に調査の対象となった糖尿病のある人全員に積極的な治療を施しているのに対し、浴風会の場合はそうではない（今はどうなっているか知りませんが、少なくとも調査当時は）、ということです。「高齢者の糖尿病はボケにくいし、死亡率も変わらないから、無理に血糖値を下げようとする必要はない」という考え方をとっているからです。

言い換えれば、治療をしないでいれば、糖尿病のない人の3分の1しかアルツハイマーにならないのに、治療をすると糖尿病のない人の2・2倍アルツハイマーになるということです。つまり、糖尿病の治療をして血糖値を下げると、脳にダメージを与えるのです。

私は浴風会のデータを信じているので、血糖値は300より下げないようにしているわけです。だから医者に怒られるんですが、しかし私は、そのほうがボケないし、腎臓も悪くならない、目もやられないと考えています。

だからといって、いまさらどうこう言うつもりはありませんが、たぶん、血糖値を下げる治療が、渡辺徹さんの命を縮めたのではないかという疑いを、私は持っています。

まあ、渡辺徹さんの場合はまだまだ若かったわけですが、とにかく年をとってからの血糖値を下げる治療にはくれぐれもご用心――ということです。

（2022年12月13日）

マイナンバーカードと保険証の一体化は2年待て

２０２４年秋にマイナンバーカードと健康保険証を一体化させ、同時に健康保険証を廃止するという政府の方針は、何度も延期の声が上がりながら、どうやらいよいよ本決まりになったようです。

これでマイナンバーカードは、保険証や年金その他諸々に紐づけられた万能のカードになるわけですが、ここへきて、誤って他人の情報と紐づけてしまったミスが相次ぎ、また、２０２３年3月末の時点で、まだ紐づけ作業が終わっていない全国健康保険協会加入者が何十万人もいることが発覚するというトラブルが相次いで起こっています。

他人の情報と間違えてしまったというのは、厚労省かどこかの職員による書き写しのミスで、同姓同名で誕生日が同じなら同じ人間であると見なしてしまったということのようですが、たとえば「和田秀樹」という人なら全国に３００人から５００人はいるでしょうし、「鈴木」という姓の人は１００万人ほどいるそうですから、同姓同名の「鈴木さん」は少なく見積もっても1万人はいるのではないでしょうか。

名前にも流行《はや》り廃《すた》りがあって、古くは1980年に早稲田実業高校の1年生エース荒木大輔君が甲子園で大ブームを巻き起こした時には、「大輔」と名付けられた男の赤ちゃんが日本中に誕生しました。その18年後に甲子園の大スターとなった横浜高校の松坂大輔君もその一人です。

私の「秀樹」という名前も、私の世代ではありふれた名前です。なぜかと言えば、1949年に日本人初のノーベル賞(物理学賞)を受賞した湯川秀樹博士にあやかって名付けられた男の子がたくさんいたからです。いまならさしずめ「翔平」くんでしょうね。全国各地の鈴木さんの家に、メジャーリーグとWBC両方のMVPを獲得した大谷翔平君にあやかった「鈴木翔平」君がいるに違いありません。日本全国にざっと1000人くらいはいるのではないかと思います。

さらに、誕生日が同じ確率は単純に考えれば365分の1です。そうすると同姓同名の人が3650人いると考えれば、生年月日が同じでさらに同姓同名の人が10人はいる計算になります。

よく「名前占い」とか「誕生日占い」とかいうものがありますが、そうすると同じ日に産まれた同姓同名の人は全員、同じ運勢ということになる。そんなに大勢の人がまったく同じ運命をたどるなんてあり得ないから、私はその手の占いを信じないんですが、でも、そのぐらいの確率計算は普通なら誰だってできるはずです。

それを、同姓同名でしかも、生年月日が同じならすべて同一人物だと思い込んだのだとしたら、担当したお役人は能天気と言うしかありませんが、しかし、わかっていても人間というのはそういうミスを犯すものです。マイナカードの紐づけ作業を手作業でやっている限り、「ヒューマンエラー」は避けられない。万単位のミスが起こることは目に見えています。

ところが一方で、いまやＡＩを使うまでもなく、すでにある情報を機械でスキャニングして読み取る技術も４、５年前と比べると格段に進歩していて、スキャンしたものをそのまま英文に変換することだってすぐにできてしまうわけです。

このあいだ、メディアアーティストの落合陽一さんと対談したのですが、面白いなと思ったのは、現在、未解決の問題とか、現時点でＡＩを使ってうまい答えの出ない課題に対するいちばんの対処法は、２年待つことだという落合さんの話です。

つまり、ＡＩの進歩のスピードはケタ外れで、指数関数的に進歩しているので、２年もかからないうちに、精度が現在の１億倍になる。

そうすると、厚労省もいまは何もしないで、2年待っていれば、少なくとも、いま人間が手作業でやっている保険証のデータ転写作業などに関しては、絶対ミスが起きないように機械が代行してくれることになります。

政治家や役人たちは、これからはAIの時代だとか、デジタル時代に備えなければいけないとか言っているくせに、いまだにアナログな手作業に頼ってミスを連発している。AIの特性も理解していないし、デジタルの進歩にまったくついていけてないわけです。

莫大な人件費を使って、手作業でミスを繰り返し、そのたびにお役人たちは本来の仕事を後回しにしなければならない。大変な無駄と言うしかありません。たった2年待っていれば、もうスキャナーのほうがお掃除ロボットのルンバみたいに勝手に動いてくれて、人間は何もしなくてもよくなる。そんな機械がすぐに実用化されるはずです。

AIはどんどん進歩するものだとか、人間はもはや手作業なんてする必要がないということさえわからない連中が「デジタル庁」を名乗るなんて、まさに笑止千万。今のデジタル化のための打ち込みはIT的な使い方ですが、AIは機械のほうがやってくれる。その違いも知らない連中が「AI」だの「IT」だのと口にするな。

本来、デジタル庁というのは、進化し続けるAIやITを人間のためにいかにうまく利用するか、どういう方向に導いていくかを考える役所のはずです。にもかかわらず、今後のビジョンどころか、使い方さえわからずに振り回されてトンチンカンなことをやっている。

今回のマイナカード紐づけトラブルの最大の問題は、職員の入力ミスや不注意、制度の不完全さといったような些末なことではありません。デジタル庁の役人たちがＡＩに無知であること、ＩＴについて何もわかっていないことです。おそらくトップの河野という大臣はそうでしょう。台湾のオードリー・タンとはえらい違いです。

日本国民として恥ずかしいどころか、そんな連中にまかせていて、我が国の将来はどうなるのか不安になるばかりです。外国にどんどん遅れをとる一方で、このままでは日本は「デジタル三流国」になるのではないかと心底から危惧する次第です。（２０２３年７月４日）

人工知能・ＡＩはすでに医師の診断を超えている

いま話題のチャットＧＰＴについて、こんな質問をいただきました。

「グーグル検索も要らないくらいの高精度で、どんな質問にも一瞬で回答してくれるだけでなく、学術論文さえ、あっというまに作成してくれるチャットGPTは今後、人類にどのような影響を与えるでしょうか。医師の診断をはるかに超える精密さとも言われています。このことについてどのように思われますか」

確かに、AIは画期的です。世界中のありとあらゆる情報を網羅したビッグデータにそのままつながりますから、血圧が高ければ下げろ、血糖値が高ければ下げろとバカの一つ覚えのように言う医者とは違い、大規模疫学調査や大規模比較調査にアクセスして、患者によって「あなたは血圧を下げなくても大丈夫です」とか「あなたは痩せる必要はありません」と教えてくれるようになるでしょう。

人間だったら、数えきれないほどのいろいろなデータに当たり、それをいちいち読んで結論を出すのに1時間や2時間どころか、ヘタしたら数週間かかるものを、AIは瞬時に判断してしまう。

わざわざ医者に行かなくたって、患者自身が「薬を飲んで血圧を下げたほうがいいだろうか」とチャットGPTに質問すれば、世界中の統計調査データを比較検討して「この数値ぐらいまでだったら下げたほうがいいでしょう」というふうに答えてくれる。そこらのヤブ医者よりよっぽど頼りになります。

さらにAIは、血液検査や尿検査の結果を見て診断を下し、その上で薬を決めたりする作業に関しては医者よりも的確な判断をするだろうし、画像診断で決して癌を見逃がさないという点でも、医者はAIには勝てません。

AIの進歩は予想外に速い。2025年ぐらいに起こるだろうと言われていたことが、2023年現在、すでに起こっています。数学的なことだけでなく、文章を作るといった国語的な能力の進化がとくに速くて、私がこうやって話している内容が1秒足らずで文字起こしされるのはもちろん、これまでは早くて1週間かかったような論文も、秒単位ででてきてしまう。

AIに頼めば、ものすごい数の論文が発表できるから、査読者（学術誌に投稿された学術論文の内容を査定する専門家）が足りなくなると言われているほどです。論文を書いてプリントしているうちに、より新しい研究論文が発表される時代がきています。

いわゆる知的作業と呼ばれる仕事に従事する限りにおいては、人間はAIには太刀打ちできません。100人分のレントゲン写真やMRI画像を見てそれにコメントを書いたり病気を見つけたりするのに、どんなに早い人でも1枚につき2分とか3分かかるところを、AIは秒単位で100枚を読み取り、判断して、所見を述べてくれます。

ＡＩの動作が急におかしくなった時などに電源を点検したり、トラブルの原因を探ったりするのは人間の仕事らしいのですが、それだっていずれＡＩ自身が、より速く正確にやるようになるでしょうから、人間って何のためにいるんだろうみたいなことになりかねない。だから、他人《ひと》と同じようなつまらないことを言っている人間は、まったく無用の長物になり果てます。

人工知能は芸術の分野には踏み込めないというようなこともかつては言われましたが、いまや音楽でも絵画でも、テーマさえ与えれば過去の作品のデータを駆使して素晴らしい楽曲やアート作品を瞬時に、しかも何十点と作ってしまいます。人間がすることと言えばたぶん、ＡＩが１０００曲とか１０００点ぐらい作ったものの中から、「これ、いいじゃん」って一つのものを選ぶことができるような感性を必要とする仕事になってくるのではないかと思います。

これはけっこう大事なことで、人間って、いったんこうだと思い込んだら、それに固執して、一つのことにとらわれ、他のことが目に入らなくなってしまいがちです。しかし実際は、ほかにもさまざまな可能性があるはずですから、それらを比較検討し、取捨選択して、いちばん妥当と思われるものを選んだほうが、より的確な答えが出る——そういう発想に変えていくべきではないでしょうか。

問題はチャットＧＰＴを一般の人がどう使いこなすかでしょう。70代や80代の高齢者の中には、そんなの使いこなせないよって敬遠する人もいるかもしれないけれど、実は、ただ人間に対するのと同じように普通に話しかけて、命令したり質問したりすれば、そのとおりに応えてくれる。逆にＡＩのほうから人間に「ご主人様、何か仕事ありませんか」と聞いてくれたりします。使い方を覚える必要がないのがＡＩの強みなわけです。だから、それをどう上手に利用するかが次の課題でしょう。

メディアアーティストの落合陽一さんが言っていたように、いま解決策が見つからない問題があっても、ＡＩの進化を待てばすべて解決する。行き詰まったら何もしないで１、２年待っていれば、必ずＡＩが答えを教えてくれるから、何もしないことがいちばん手っ取り早い最善の策だという逆説《パラドックス》が成り立ってしまう。そういう恐ろしい時代が、いままさに来ているのです。

人間の医師がＡＩに勝るのは、患者に対してこういう説明の仕方をすればわかりやすくて効果的だとか、末期癌であることをどう伝えればショックが少なく、冷静に受け止めてもらえるかというような、信頼関係に属することでしょう。

人間は人の感情を思いやりながら対応できるけれど、ＡＩにはまだそれが難しい。つまり、数字としてはＡＩの言うとおり、それが正しいんだろうけれど、患者さんとしてはなんとなく納得できないというケースはどうしてもあるはずです。だから、これから必要とされるのは、患者の気持ちを理解してお互いに心を通わせることができる、あるいは患者に信頼され、すべてまかせてもらえるような医者ではないかと思います。

ＡＩの言うことなんて意地でも聞かないぞと言うような医者は、蘭方医の西洋医学を否定した幕末の漢方医のようなものです。現在、医学を勉強している人の98％はＡＩに勝てないでしょう。ただ、私の考えを取り入れてくれれば、勝てる医者になれるかもしれない。私に弟子入りしたいのであれば大歓迎ですが、ＡＩには考えつかないような屁理屈を日々考え続けている私の弟子になろうなんて殊勝な人は、まあ、いないでしょうね。

（２０２３年４月３日・５月30日）

心の病で休職する教員が過去最多を記録した

２０２２年も押し詰まった師走のある日、残念なニュースを耳にしました。文科省の発表によると、精神疾患で休職した公立学校の教員の数が、前年度より６９４人増えて、５８７９人。過去最高を更新したというのです。

６０００人近くが休職しているだけでなく、１カ月以上病気で休んでいる教員が――そのほとんどが心の病なわけですけれど――１万９４４人もいて、初めて１万人を超えています。

私も精神科医ですから、非常に気になります。具体的には彼らの精神疾患の多くはうつ病なのですが、そもそもうつ病は急に増える病気ではありません。もちろん、昔と比べてうつ病というものに対する理解が進んでいるので、以前なら「ちょっと体調が悪い」とか「どうも近ごろ眠れない」「ご飯が食べられない」と悩むだけで医者にかからなかったものが、最近になって表に出てきたという一面はあると思います。

しかし、私が思うにはそれだけではない。昔と比べてメンタルの弱い人が多くなったのか、あるいは学校という現場が以前よりストレスフルな状況になっているのではないか。

もともとうつ病というのは若い人より中高年に多い病気のはずなんですが、最近は若い世代の教師に休職する人が増えている。その多くは、ゆとり教育を受けてきた世代で、なるべく他人と競争させないように教育されてきたり、学校で何かあると先生が慌てて飛んできたり、親に叱られたこともない、ましてや教師に殴られたことなどないような世代の子供たちが大人になったことと関係があるのかもしれません。

そういう世代の人たちが社会に出ると、上司からきつい言葉を浴びせられたり、お客から理不尽なクレームを受けたりすると、学校の先生に限らず、うつになりやすい傾向はあるのではないかと思います。

ネットでの無神経な書き込みのせいで心を病んで自殺する人が現実にいるわけです。確かにネットの書き込みには、人を深く傷つけるような非常識なものが多い。しかし、私らの若い頃は、こっぴどく叱られたり、汚い言葉で罵られたり、仲間外れにされたりするようなことは日常茶飯事でした。こんなことを言うと反感を買うかもしれないし、誤解を受けかねないけれど、いまの若い人にはそういったことへの耐性が弱いのかもしれません。そのせいでメンタルが弱くなっている部分もあるのではないでしょうか。

私自身、ひどいいじめを受けていた者として言わせてもらうと、「いじめは絶対許さない」みたいに、何が何でもいじめをなくそうとするよりは、いじめられたらスクールカウンセラーに相談させるとか、学校を休ませるとかの対策を立ててあげたほうがいい。逆に、いじめられたり仲間外れにされたりするような体験を多少なりともしておかないと、心に耐性がない人間になってしまうおそれがあります。

私も相当ひどい書き込みを散々されてきたけれど、あまりこたえないのは、子供時代に相当ひどい目にあっているせいかもしれません。私の知り合いの評論家の人も同じようなことを言っていましたから、いじめにあえば心が強くなるとは言いませんが、そういうことが人間関係の中では起こり得るということは、経験を通してある程度、知っておいたほうがいいと思います。

20代くらいの若い先生方が学校の中で先輩の教師からひどいことを言われたりするケースはそんなに多いわけではない。じゃあ誰がひどいことを言うのかというと、その多くは生徒の親たちです。

「うちの子が仲間外れにされているじゃありませんか。この学校ではいじめを許すんですか!?」とかね、ひどい親になると、「子供の成績が悪いのは、あなたの教え方が悪いからじゃないか！」ってもうボロクソに言うわけですよ。

モンスターペアレンツという言葉が一時期はやりましたけれど、親が「お客さん」で、学校の先生はある意味、サービス業みたいに思われている風潮がある。その意味では、現代風に言えばこれはカスタマーハラスメント、いわゆる「カスハラ」とも言えます。

そういう親が、先生に対して理不尽な要求をしたり、無理難題を押し付けたり、口汚く非難したりする。上司からのパワハラ以上にえげつない言葉をモロに浴びせられるわけですから、過保護に育てられてきたメンタルの弱い先生には耐えられません。

ご時世とはいえ、道理に合わないのは、先生が生徒を殴ったら世間から寄ってたかって批判され、懲戒免職にすらなりかねないのに、一方、生徒が先生を殴ったって罪にならないことです。とくに小中学校の場合はそうですよね。たとえばアメリカだと「オルタナティブスクール」と呼ばれる、いわば〝反省学校〟に送られるわけですが、日本ではそういうこともない。悪いのは常に教師のほうです。こんな不平等な関係性ってありますか。

だって中学生くらいになったら、子供とはいえ先生より体のでかいやつはいくらでもいるんですから、こんな歪んだ関係はありません。本来なら、教師に暴力をふるうような子供たちは少年院に送るようにすべきなんだけれど、日本では少年法を含めて子供たちに甘すぎる傾向にある。

だから、学校の先生方は非常に気の毒な状況に置かれていると私は思います。それなのに文科省は見て見ぬふりをして、「いじめや差別のない、競争のない平等な学校にしよう」

などときれいごとばかり押し付ける。そしてその代わりとでもいわんばかりに、観点別評価という形で教師には「生徒を評価する権利をあげよう」と猫なで声を出す。「生徒がいくら勉強して100点とっても、態度が悪ければ調査書を3にしてもいい。そういう権利がキミたち教師にはある」というわけです。

そうすると何が起こるか。まじめに勉強する子たちがビクビクしながら先生の顔色をうかがうようになる一方、勉強の苦手な子供たちは、別にいい学校に進学したいと思っているわけじゃないから調査書なんて全然怖くない。

「どうせ俺たちは劣等生だ。ろくな就職先もないんだ」と思うから、平気で先生をボコボコにする生徒も現れるわけです。

だから、文科省は本当に学校の実態を見ていない。たとえばフィンランドだと、教育政策の担当者とか国家教育委員会のメンバーになるためには3年間教員をやらないといけないことになっているし、警察官僚だって1年か2年は巡査として交番に詰めるという現場経験をしなければならない。それを見ならって、日本でも文科省の役人に3年ぐらい学校の先生の現場を経験させるようにすれば、もうちょっとマシになると思いますよ。とくに問題のある学校の教員をさせて、つらい現場を体験してから教育政策を考えさせたほうがいい。

もう一つ提案したいのは、公立学校の改革です。25年くらい前にイギリスの首相になったトニー・ブレア氏は、「イギリスの公教育を建て直す」と言いながら、自分の子供は私立の名門パブリックスクールに行かせていたというので大きな非難を浴びたことがあります。これにならって、文科省の役人は子供を公立校に通わせるように、私立の学校に入れてはいけないという法律を作ったらどうでしょう。そうなったら、公教育は俄然よくなりますよ。それくらい大胆な教育改革が必要だと私は思います。

ただ、学校の先生がうつになりやすいのには、もう一つ、根本的な要因があります。破廉恥《はれんち》行為で懲戒免職になるような教師もいるにはいますが、その何十倍もの先生方が心の病で休職しているわけです。これは、やはり真面目な人が多いからですよ。

その真面目な性格ゆえに、先生たるものこうでなければならない、先生であるからにはこれくらいちゃんとできなければいけない――などと思い詰めてしまうからうつになりやすいというところがあると思います。

まあ先生になるくらいだから、真面目な人が多いのは当然かもしれませんが、これは先生に限らず、どんな職業でも同じです。「こうでなければいけない」とあまり思い詰めるとうつになりやすい。もっと気楽に考えるように、日頃からメンタルヘルスを保つように気をつけましょう。

（2023年1月10日）

虐待されている子供を親に返してはいけない

児童の虐待死が相次ぐなか、神戸市でまたも、6歳になったばかりの男の子が家族に虐待されて殺され、死体を遺棄されたという痛ましい事件がありました。

しかも、かなり異様な事件で、母親だけではなく、その弟と2人の妹、つまり叔父と叔母たちまでが男の子に暴力を振るって死なせ、遺体をスーツケースに入れて4人で捨てに行ったという陰惨さです。それをお祖母さんも見て見ぬふりをしていたというめちゃくちゃな家庭だった。保育園が虐待の疑いありと区役所に通報したり、母親自身も児童相談所に育児相談をしたことがあることから、区や児童相談所の対応に問題があったのではないかと、またも批判が集まっています。

こういうニュースをテレビで観るといつも思うんですが、ニュース番組などでは、自治体や児童相談所がしっかりしていれば子供は死なないですんだはずだというような話ばかりしているけれど、問題の本質は、子供の虐待死を防げればいいという話ではありません。虐待されている子供を一時的に保護しても、一定期間が過ぎて家に帰されたら、また虐待を受けるだけです。そして、たとえ殺されないですんだとしても、虐待を受け続けたまま大人になる。そういう人たちの多くが、やがて複雑性ＰＴＳＤを発症することになります。

ＰＴＳＤ（心的外傷後ストレス障害）という言葉はお聞きになったことがあるかもしれません。不安や恐怖に苦しむＰＴＳＤの症状に加え、複雑性ＰＴＳＤになると、自己を無価値と感じたり、感情のコントロールや対人関係に問題を生じたりするようになります。

宮内庁がお願いした精神科医・秋山剛氏は、かつて秋篠宮家の長女・眞子さまを「長期にわたって誹謗中傷を受けた結果、複雑性ＰＴＳＤの状態にある」と診断し、「そうしたことのない静かで落ち着いた環境に移れば快方に向かうだろう」と言っていましたが、そういう悪口レベルで起こり、環境が変われば快方に向かうのは、いわゆる適応障害、あるいは抑うつ状態であって、複雑性ＰＴＳＤとは言いません。

児童虐待のように、長期間にわたって殴る蹴るの暴力を反復的に加えられたり、人間の尊厳を踏みにじられるようなひどい目にあったりした人が複雑性ＰＴＳＤになるのであって、たとえば、拷問を受けたり、毎日のように人が死ぬ光景を目の当たりにする戦場のような悲惨な地域が世界中に数多くあることから、この「複雑性ＰＴＳＤ」という病名はアメリカ精神医学会よりも先にＷＨＯ（世界保健機構）が採用したものです。世界にはそれだけひどい目にあっている人がたくさんいるということですが、ただし初めて複雑性ＰＴＳＤという病名を提唱した米ハーバード大学のジュディス・ハーマンという人の頭にあったのは、やはり「虐待」でした。

この場合の「虐待」とは、レイプされたとか、津波にあったとか、人が殺されたり死ぬところを見てしまったというような場合の一度限りのケースではなく、継続的・反復的にひどい目にあってきた状態を指しています。こうして複雑性ＰＴＳＤを発症した患者、別名「虐待サバイバー」と呼ばれる人たちは、精神的な安定を欠き、人間不信に陥り、あるいは感情のコントロールがうまくいかず、なかなか社会に適応できないため、決まった職にもつけないで苦しむことにもなります。

これは、その子を虐待するような親に育てさせたのが悪いのです。

日本の場合、虐待サバイバーの人たちが話題になることはあまり多くはありませんが、アメリカではかなり深刻な社会問題になっています。なにしろアメリカの場合は誰でも銃を持てますから、虐待サバイバーの人たちが銃を乱射したり射殺したりする事件が多発している。そのため、虐待するような親に育てさせるのは危険きわまりないと見なされることになります。

ちゃんとしたチャイルドケア施設で、カウンセリングを行う心理士がいる環境で育てないと、銃社会では危なくてしかたがないので、アメリカでは子供を強制的に親から引き離します。親もカウンセリングを受けて、二度と虐待はしないというカウンセラーのお墨付きを得られない限り、子供が親元に戻ることはありません。

ところが日本の場合は、虐待サバイバーの人たちはつらい毎日を送ってはいても、それほど派手な犯罪を起こすわけじゃないから、放っておいてもかまわないのでは、と言うのがマスコミの考え方です。それがテレビのコメンテーターたちの言いぐさです。そんなことが許されるのか。怒りに震える思いです。

実は、虐待されて育った人間による凶悪極まる犯罪は日本でも起こっているのです。

なかでも悲惨なのは2001年に発生した大阪教育大附属池田小学校事件です。犯人・宅間守が校内に侵入し、同校の児童8人を出刃包丁で殺害、15人(児童13人および教職員2

人）を負傷させた、日本犯罪史上まれにみる無差別大量殺人事件です。宅間は虐待サバイバーでした。つまり、虐待されている子供たちを親から引き離そうとせず、「子供が死ななければいい」という安易な対処をしていたせいで、罪のない子供たちが大勢亡くなったのです。

もう一つは山口県で起きた光市母子殺害事件（１９９９年）。当時18歳だった少年Ｆ（現姓Ｏ）が、当時23歳の女性と生後11カ月の長女を虐殺し、あろうことか屍姦に及びました。この事件の犯人である少年も、虐待を受けながら育った虐待サバイバーの一人です。日本でも虐待を受けている子供は親元に戻さず、立派に成長するまで保護施設で育てるようにすれば、こんな陰惨な事件は起きなかったかもしれません。

しかし、テレビを中心としたマスコミはそれを訴えようとはせず、「人権」を隠れ蓑にして、犯人が親から虐待を受けていたことさえ報じようとしない。なぜか。凶悪な事件が起きたほうが視聴率を稼げるからではないですか。だとしたらそんなバカな話がありますか。この恐ろしい大量殺人、残忍卑劣な猟奇殺人はマスコミが引き止める側でなく、助長する側になっていたと言っても過言ではありません。こういう事件の犠牲者をマスコミは善人ぶって同情しますが、犯人は実は彼らが生み出したモンスターともいえるのです。

虐待されている子供がいると通報があったら、強制的に親から引き離し、基本的に二度と親の元には返さない。そうでもしない限り、子供は不幸になるばかりだし、治安にも悪い影響を与えます。

少子化対策を急げというのなら、せっかく生まれた子供は例外なくしっかりとした教育を受けさせ、社会にうまく適応できるようにしてあげなければいけません。

私はフィンランドを視察旅行したことがありますが、あの国では、フランスのように出生率を上げて子供の数を増やそうとするより、「子供の生産性を2倍に上げればいいじゃないか」というので、教育にものすごく力を入れています。義務教育でも落第があるくらいです。

「児童手当の拡充」や「出産費用の保険適用」もいいけれど、日本もフィンランドを見ならって、せっかく生まれてきた子供がみんな幸せに育つように国が応援してあげることこそ、最良の少子化対策ではないでしょうか。

（2023年7月6日）

第2章

医者や病気と上手に付き合う

医者が出した薬を勝手にやめても問題はありません

医者から処方された薬を勝手にやめていいのかというのが今回のテーマです。この問題を取り上げるのは、「血圧の薬を飲んでフラフラしたり、調子が悪くなったりしたら薬を飲むのはやめてかまわない」というようなことを原稿に書くと、必ずといっていいくらい、編集者に「お医者さんと相談してからやめるようにしましょう」みたいに書き直されてムッとするからです。

まあ確かに医者に相談なしにやめるよりは、「先生、この薬を飲んだら調子が悪くなったんですけど」という話をしてからにしたほうがいいんでしょうが、でもね、医師によっては「そうは言っても、薬のおかげで血圧が正常になっているんだから」とか「ちゃんと効いているんだから」とか言ってやめさせてくれないことがけっこうあるんですよ。私はほとんどの医者がそうしているのだと思っています。だから患者さんも不安になるんだと思う。

確かに、インスリンがほとんど出なくなる1型糖尿病のような病気だと、インスリンをやめてしまったら、血糖値が800くらいまですごい勢いで上がって、最終的に目が見えなくなってしまう恐れもある。勝手に薬をやめてはいけない、そういう病気もあるんです。

でも、2型糖尿病のように、インスリンはちゃんと出ていてもレセプター（インスリン受容体）がおかしくなっている病気の薬とか、コレステロールがちょっと高いのを下げる薬とか、前に脳梗塞をやっているから血をサラサラにする薬を飲んでいるとか、そういった場合は薬をやめてもあまり影響はないんです。もしも調子が悪くなったらまた飲み始めればいいんです。たとえば私には心不全という持病があって、利尿効果のある薬を飲まされたせいで、やたらとオシッコが近くなってイヤになっちゃったから、しばらく飲むのをサボっていたらまた息が苦しくなったので、これはまずいなと思って、いまでも飲んでいるわけです。

再び飲み始めれば症状は元に戻るのですから、わざわざ医者に相談する必要があるのかと聞かれたら、その必要はないと私なら答えます。アメリカみたいに医療費が高い国では自己判断にゆだねるケースがけっこうあるんですよ。でも、日本の場合は医療費が安いから「必ず医者に相談してね」って話になるんでしょうけど。

私も長いあいだ医者をやっていますから、薬を出しただけちゃんと飲んでくれない患者さんがいっぱいいることは知っています。そして、そういう人のほうが病気は重くならないという事実も。

医者に言われたとおり15種類もの薬を飲んでいたら、体調がおかしくなる人が出てきたって不思議じゃない。たぶん、患者さんが上手に自己判断されているんだろうと思います。「大変です、薬を飲み忘れました」とか言って連絡をくれる患者さんもいますが、少なくとも、薬を飲み忘れて具合が悪くなったという話はほとんど聞いたことがありません。逆に、認知症の人とかで1回飲んだのを忘れてもう1回飲んじゃったとか、多めに飲んで具合が悪くなった患者さんはいっぱい知っています。

だから、飲むと調子が悪くなる薬を、次の診察で医師に相談するまでやめちゃいけないっていうのは、明らかに思い込みにすぎない。僕はそう思っているんだけど、そういうことを書くと、それを読んで薬を飲まなかったために具合が悪くなった人が出た時に責任を問われるから、編集者は「やめる時は医者に必ず相談してください」なんてしょうもない注釈を入れるわけですよ。でも、国の金を使っているのですから、本来なら飲んで具合が悪くなるような薬を出す医者こそ責任をとらないといけないと私は思います。

もっとムカついたのは、「精神安定剤は記憶障害や足がふらつく原因になるからやめたほうがいい」という文章にも、著者である私に断りなく、編集者が「医者に相談してから」と書き加えたことです。精神安定剤とか頭痛薬っていうのは、いちばん勝手にやめていい薬なんですよ。

たとえば、頭痛がしなくなったとか、胃が荒れたから頭痛薬を飲むのをやめたとしても、それについてはさすがに医者もうるさいことを言わないと思いますよ。だけど、血圧の薬を自己判断でやめたとか言ったらムッとする医者はけっこういるはずです。でも、頭痛薬とか睡眠薬を、調子がよかったので飲まなかったからって怒るような医者は相当ヤバい医者です。二度と行かないようにしましょう。

よほど命に関わる病気を持っている人とか、普通とは違う病気の人だけは、「先生、この薬を急にやめたらまずいですか」という確認が必要かもしれないけれど、そうでない場合は、調子が悪くなったら、「あの薬を飲んでいると調子悪いから、飲むのをやめちゃいました。いまはわりと調子がいいので、もう飲まなくてもいいですよね」というような言い方をすれば、「そうだね」って話になるか、あるいは「じゃあ代わりにこっちの薬を出しておこう」ということになって、少なくともその薬を飲ませ続けられることはあまりない。

ところが、我慢してやめないでいると、「先生、もうこの薬はやめたいんです」と言ったところで、「いや、でもちゃんと血圧が正常になっているからやめないほうがいいよ」とか言われて、むりやり飲まされる可能性が高い。

自己判断でやめたほうが話は早いですから、そういう意味も含め、私は薬をやめるときにいちいち医者に相談する必要はないと思います。くれぐれも自分が苦しい思いをしないように、医者とは上手に付き合うことをお勧めします。

（2022年6月14日）

病人しか診ていない医者に健康相談をしてもムダです

たまたまある雑誌の取材を受けていた時に、お医者さんの言うことは何でも信じてしまうみたいな話になって、「やっぱり専門家の言うことだから、健康法についても素人の意見より信用できる」と言う人もいました。

たとえば医者に「これは体にいいよ」とか「健康のためにはこれを食べたほうがいい、あれを飲んだほうがいい」とか言われると、そうなのかっていう気になると言うので、医者ってそんなに信用されているのかと、ちょっと驚きました。

実のところ、医者の多くは健康法について信用に足る専門知識は持ち合わせていません。たとえば、「免疫力がアップするから納豆を食べなさい」とか「もうちょっと肉を減らして魚中心の食事に変えたほうがいいですよ」とか、栄養について医者がいろいろ言ったとしても、**実は医学部では栄養学はいっさい教えてもらっていないのです。**

　もしかしたら教えてくれる学校が一つか二つあるのかもしれませんが、少なくとも普通の医学部には栄養学の科目はありません。だから、あるお医者さんが栄養について詳しい知識を持っていたとすれば、それは自分で本を読んで勉強しただけであって、専門家ということではない。たとえば〝ナントカ健康法〟とか〝体にいいナントカ〟みたいな本を何冊か読んだ人と大差はないわけで、つまりは健康オタクの素人と似たり寄ったりか、それ以下です。

　確かに医者は海外の論文とかを読んだりすることもありますが、いまのインターネットの世の中では、ちょっと詳しい人なら、医者じゃなくても海外の論文くらい読めますから、そんなに大したことではない。自動翻訳のソフトもあるから英文でもいくらでも読める。とてもじゃないが、医者が栄養学の専門家であるとはとても言えません。

　それに、日本の医療は外国と比べてちょっと特別なところがあります。保険診療は、やっている国とやっていない国とがありますが、日本の保険診療の特色の一つは、**保険がきく**

のは**病名のついた病気だけ**ということです。

たとえば、トシのせいで最近、歩くのが覚束《おぼつか》なくなってきたから、50代の体に戻してほしいと言われたとする。これは一般的に医師の専門外です。医療保険の点数がつかないからです。

もちろん、健康回復だとか若返りだとかの研究をしている医療機関もありますが、どうしてもそれは二の次、三の次です。やはり病名のついた病気を直す研究のほうが主体だし、優先されることになります。つまり、医者は人を健康にする専門家ではない。健康になりたいというより、病気になりたくないということなら、まだなんとかなりそうですが、要するに医者は体の悪いところや病気を治す専門家なんです。

もう一つの重要なポイントは、循環器内科の医者なら「コレステロールを減らしたほうが心臓にいいよ」とか、消化器内科の医者だったら「これは消化に悪いから食べちゃいけません」とか言いますが、それはほとんどの医者がある特定の臓器の専門家だからです。

近所に「ナントカ内科クリニック」が開業して、訪問診療もやりますと看板を掲げると、一見、何でもできそうな印象を受けますが、そういうクリニックのお医者さんも、それまでは「カントカ大学病院」「カントカ国立病院」などの循環器科とか呼吸器科とかにいたという人が多い。開業する前は大きな病院に勤めていたわけで、そういう病院は循環器・呼吸器・消化器というふうに臓器ごとに分かれていますから、彼らはある臓器の専門家であって、逆に言えば、それしか知りません。体全体の専門家ではないんです。

だから、健康全般の相談なんかしたってムダだということです。それよりは、素人でも自分で健康についてあれこれ調べている人とか、あるいは自分でいろいろ試してみて健康になったと言っている人のほうが当てになるかもしれません。健康の専門家でもない医者を当てにするよりは、本当に健康な人に、その秘訣を聞いたほうがマシです。

先入観を捨ててマインドリセットすれば、医者に頼らなくても、あなたにあった健康法がきっと見つかるはずです。

（2023年4月18日）

医者にナメられたら本当に命が危ない！

テレビが決して取り上げようとしないテーマはいくつもありますが、その一つが医者の選び方、かかり方です。

60歳を過ぎてしみじみ思うのは、大学病院の出世システムの非合理です。私の大学時代の友人には医学部の教授になった人間もけっこういますけれど、教授という偉そうな人の言うことをペコペコ聞く人のほうが出世しやすいのは、医療ドラマを観れば想像がつくでしょう。逆に、もし教授に嫌われようものなら、行きたくもない病院に飛ばされるとか、理不尽な仕打ちを受けます。

それも問題ですが、もう一つは動物実験をたくさんして論文をいっぱい書いた人ほど出世すること。つまり、**医大で教授になる人間の8割くらいは〝獣医さん〟なんです。**

やはり人間では実験しづらい。一人一人の同意を得なければいけないし、長期間にわたるとか、いろいろな問題があるし、人体実験は禁止されていますから、簡単にデータをとることができません。動物なら虐待に等しい注射でも解剖でも同意はいらないし、どんなことが起こるかすぐにわかるから、すぐにデータが取れます。そういう意味では動物の病気を治すのでなく、動物を平気で殺すのだから「獣医」さんのほうがよほど偉い。

大学病院で、医者から直接、点滴してもらったり、血をとってもらったりした経験のある人って、あまりいないと思います。だいたい看護師さんか臨床検査技師の人がやってくれます。大学病院の偉そうな先生方は、若い頃は小さなモルモットやマウスの細い血管の血を抜いたり注射したりするのがすごく得意だったはずなのに、人間には決してやろうとしません。

覚えていらっしゃる方も多いと思いますが、群馬大学病院で、２００９年から２０１４年にかけて、一人の医師が18人の患者を腹腔鏡手術と開腹手術で死なせる（最終的には30人死なせていました）という医療事故を起こしました。まぁ僕は殺人事件と見ていますが、それはともかく、僕らの業界では、群馬大学病院は動物実験ばかりしている研究重視・臨床軽視で有名です。優秀な医師になるポテンシャルのある中高生の優秀な受験生を「研究ができない」という理由で面接で落とすようなひどい大学です。

だから、群馬大学にかかってひどい目にあったという人は、そういうことを事前に調べなかった点で、ある意味、自己責任だと言われてもしかたがないと思います。群馬県の高崎から東京まで、新幹線なら40分あれば行けるわけですから、東京で腕のいい医者にかかればよかったんです。

ここからは僕の妄想ですが、群馬大学病院を受診すると、医師たちはこう考えるのではないでしょうか。

「おっ、この患者、群大に来たぜ。何にも調べていないな。大学病院というだけで信じるバカだぜ。じゃあ、あのヘタクソの練習台にしておけ。もし失敗したって、群大で手術したのにダメでした、ほかの病院ではなおさら助からなかったでしょう、とでも言えばこのバカ患者たちは、納得するよ」

現実に、少なくとも29人目までの患者さんは納得したわけです。つまり初診時に、「無知で気の弱そうなこの患者なら、失敗しても訴えられないな」と値踏みされたら、難しい手術の練習台にされたり、やったこともない腹腔鏡手術の練習台にされかねない。医者にバカにされるのは本当に危険なことなんです。

決してしてはいけないことの一つが「お礼」です。事前にお礼を渡しておけばまじめにやってくれると思うかもしれませんが、逆です。500万円くらい積めばどうかわかりませんが、3万とか5万くらいのお礼では、「あ、こいつやっぱり医者を素直に信じるバカだな」と思われるだけです。どうせお礼をするなら、病院を建て替えられるくらい巨額の寄付をすれば、真面目にやってくれるかもしれない。でも3万とか5万では逆効果でバカにされるだけです。

じゃあ、医者にバカにされないためにはどうするか。医者は、失敗したら訴えられそうな患者を怖がります。ドーンと資料を積み上げて、「いろいろ病院を比べてみたら、こうなっていますが、先生はどうお考えでしょう」とか、「この治療の副作用はどうなっていますか」「この病院の手術の死亡率はどれくらいですか」「どういう術式でやっていますか」みたいに質問攻めにするんです。そうして、「あ、くわしく調べているな。うるさそうだな」と医者に思わせる。

ちょっと前の時代なら、それは難しかったかもしれません。でも、インターネットの時代なら、自分が受ける手術について、たとえば腎臓癌、胆管癌、膵臓《すいぞう》癌、あるいは心臓バイパス手術でも、ネットで調べれば、どんなことをするのかだいたいわかる。みっちり調べていって、一つ一つ答えられるかどうか試してみたら、医者は「これは大変だ。失敗したら絶対に訴えてくるぞ」と震え上がります。

ついでに、「顧問弁護士にも確認したんですが、この程度の手術で失敗したら医療ミスということになりますよね」とか言って、脅してやればいいんですよ。

医者に嫌われるんじゃないか、なんて思っちゃいけません。医者になめられたら助かる命も助からないんです。

たとえば、コレステロール値が高かったら、医者はたいがい「じゃあ薬を出しましょう」と言います。そんな時、「あなた、コレステロールが高いほうが長生きするのを知っていて薬を出すんですか」ってやり返したら、医者はビビって、「そんなのは和田秀樹が言っているだけだ。動物実験の結果やアメリカの疫学調査の論文でも証明されている」なんてワケのわからない言い訳をします。

アメリカ人にあてはまれば日本人にもあてはまるのか。アメリカで認可されている薬の治験《ちけん》（新薬を世に出すために効き目を試す試験）などの時は、「日本人には副作用があるかもしれない」と言いがかりをつけて、なかなか認可しようとしないのに、アメリカの疫学調査を無条件に日本にあてはめるなんて、そんなバカな話がありますか。

とにかく、医者にかかるときの最大のポイントはなめられないことです。いいですか、嫌われようが何だろうが、医者は訴えられるのがいちばん怖いんだから、堂々と嫌われてください。うまくいったらお礼を払うのはいいと思います。勤務医の人たちの給料は決して高くありませんから。だけど、最善の治療を受けようと思ったら、患者だって一生懸命勉強する必要があるんです。それを忘れないでください。

（２０２１年４月８日）

有名大学の病院だからってむやみに信用してはいけません

1年ほど前に『70歳からは大学病院に行ってはいけない』(宝島社新書)というタイトルの本を出したばかりですが、本当は50歳くらいから行かないほうがいいと、私は思っています。

大学病院なるものが少しでも役に立つとしたら、何か難病にかかった時に、細かい検査まで徹底的にやってくれるとか、最新の治療方法で診てもらえる可能性があることです。

そういうケースであれば、大学病院にも意味があるだろうと思いますが、しかし、それだって事前にちゃんと調べてから行かないと。たとえば肝臓の専門医が消化器内科の主任教授だとしたら、胃のことなんて何も知らないみたいなことはざらにあるので、その大学病院がその病気にものすごく強いという確証がなければ、行く意味はあまりないわけです。

そもそも大学病院の教授たちというのを私は信用していません。教授というのは教授会の多数決、つまり教授たちの選挙で選ばれるのですが、たとえば精神科の教授でも、私のようにアメリカに留学して英語の論文もあるカウンセリングの専門家よりも、動物実験ばかりしてきた人間を選ぶような人たちの集まりですから(全国82ある大学医学部で、カウンセリングの専門家が精神科の主任教授である大学は一つもありません)、そんな連中に診てもらってもあまり信用できない。

ちゃんとした先生もたまにいますけれど、それはあくまで例外なので、わざわざ大学の医学部に行って診てもらう必要性が、いったいどれほどあるのかということです。市中病院だと、多少なりとも利益を上げないといけないし、患者さんの人気とか評判を気にするので、それなりに患者さんに気を遣って親切にするわけですけど、大学の医学部には出世にしか興味がない人、教授になりたいだけの人が多いので、患者さんからの評価より上役からの評価が大事。教授に気に入られるのが最優先ということになります。

50代ぐらいからは大学病院には行かないほうがいいと言いましたが、年をとればとるほど体のあちこちに病気を抱えるようになります。血圧が高い、血糖値が高い。胃が重い、ついついお酒を飲んで肝臓の調子が悪いというように。そうすると、循環器内科や、内分泌内科、消化器内科と、いくつもの科を回らなければならない。

そうした時に、他の科の薬を見て、あまり薬が多くなりすぎるから、じゃあうちは少し減らしておきましょう、と言ってくれるような先生はまず、いません。だから、一つの科で3つか5つの薬を出されるとして、3つの科を回ったら、9つから15種類の薬を出されることになる。それが大学病院の現実です。

それから、大学病院の医者というのはしょっちゅう入れ替わるから、一人の患者さんを長期にわたって診るということもあまりない。そういうことを考えると、年をとればとるほど大学病院に通う意味がなくなってきます。それよりも、体を総合的に診てくれる一般の病院のほうがずっといい。

つまり、大学病院というのはどちらかというと濃厚治療をするところなんです。だからこそ、大学病院はもっとまともな研究をするべきでしょう。

たとえば血圧の薬を飲んだ時と飲んでいない時で、その後の生存曲線がどれくらい変わるかとか、血圧をどのぐらいまで下げたらその人にとってちょうどいいのかとか、そういう研究をしないで動物実験ばかりしていていいのか。それに、彼らが頼っている海外のエビデンスがどれだけあてになるのか。

食生活や疾病構造、体格も日本人とは全然違うのだから、外国人に効く薬が、日本人にも効果があるとは限りません。日本以外のほとんどの国では死因のトップは心臓病なのに、日本では癌で死ぬ人が圧倒的に多いということ一つとっても、外国のデータがあてになるはずがない。あてになるんだったら治験（医薬品として認可されるために行う臨床試験）なんてする必要はないんですよ。だから、ある一定の年齢になったら体を全体として診てくれるような総合診療医、あるいは経験豊富な町のお医者さんに診てもらったほうが、よっぽど元気な体でいられる。

そもそも、私には医療に対する不信感が非常に強くあって、医者というのは、検査データを正常にはしてくれるけれど、体の調子を良くしてくれるとか、元気にしてくれるという存在ではないんですね。

普通に考えれば、医者自身が80歳とか90歳で元気だったら信じる気にもなるけれど、大学病院には65歳以下の医者しかいないわけですよ。やはり、ある年齢まで元気でいたいのであれば、その年齢で元気でいる人を見習うほうが、大学病院なんかに行くよりよっぽど効き目がある。

少なくとも大学病院の先生方が勧める治療方法のほとんどは海外におけるエビデンスによるもので、5年、10年にわたって日本人を長期検査したデータがないまま行われているんです。そのくせ細かい検査をいっぱいして、病気を見つけてはどっさり薬を出す。それが大学病院です。有名大学の病院だからってやみくもに信頼することは厳に慎むよう、心がけてください。

（2022年8月18日）

男性ホルモンが減るといかに困るかという大事なお話

2年ほど前に出した私の『70歳が老化の分かれ道』（詩想社新書）という本は非常によく売れて、私の乏しい財政を潤してくれました。売れた理由はいくつか考えられるのですが、その一つとして特筆したいのは、「男性ホルモンのことが書いてあるのが非常に嬉しかった。知り合いにも勧めました」という読者からの反応が多かったことです。

男性ホルモンに関しては、性欲を高めるホルモンだとか、ちょっとエッチなホルモンであるとか、男性ホルモンが多い人は凶暴だとか、そういうさまざまな誤解があります。だけど実際は「凶暴」どころか、男性ホルモンが多いほうが人に優しくなるんですね。

これは科学雑誌『ネイチャー』か、医学雑誌の『ランセット』だったか、欧米の有名な雑誌に掲載されていた論文に書いてあったんですが、女性に男性ホルモンを投与すると、アンケート上の寄付したい金額とか、ボランティアをしたい人の割合が増えるんですね。つまり、男性ホルモンが多い人のほうが弱者に優しいということになります。

確かに、歴史的に見てもそれは言えそうです。渋沢栄一や伊藤博文のように、かなりの年齢になってからもお妾さんがたくさんいたとか、芸者さんを買うのが大好きだったとか、まあ「色好み」と言われるような人は、わりと弱者に優しい政治や施策を行っているんです。そういう意味で、**男性ホルモンが多い、つまり女好きの男の人って、どちらかといえば誰ともうまくやっていける、楽しいおじさんだったりするわけです。**

男性ホルモンの働きについては、この20年くらいでだいぶ研究が進んで、男性ホルモンは性欲だけじゃなくて「意欲のホルモン」だということがわかってきました。

男性はだいたい40代ぐらいから男性ホルモンが目立って減り始めます。そうすると、だんだん意欲が衰えてきて、「もうこれ以上出世しなくてもいいや」とか、「そんなにガツガツ働いても仕方ないし」みたいな気持ちになってくる。まあ、そう思うことがいけないわけではありませんが、さらに無欲になってきて、「もう年なんだから老けるのもあたりまえだ」とか、「歩けなくなってもしょうがない」みたいになってしまうと、さすがにマズい。これは男性ホルモンがいわゆる性欲のホルモンというだけではないことを物語っています。

年をとって男性ホルモンが減少してきた男性がよく口にするのが、「最近、新入社員に可愛い女の子が入ってきてもとくに何とも思わないし、興味がわかないんだよね」とか、「キャバクラに行っても面倒くさくて女の子を口説いたりする気にならない」みたいな、オジさんくさいセリフです。

実際、定年退職後はキャバクラとかにはいっさい足が向かなくなるとか、きれいな女性を見てもとくに心を引かれなくなる男性が多い。ということは、男性ホルモンが減ってくるのは家庭平和という意味では大変喜ばしいことではありますが、問題は、女性に興味がなくなるだけならまだしも、人間自体に興味がなくなって、人付き合いそのものがおっくうになってしまうことです。

それで奥さんにばかりベタベタくっついて、「濡れ落ち葉」とか陰口をたたかれるようになる。そして、覇気はないわ、何をするのも面倒だわ、人間嫌いになるわで、しょぼくれた孤独な老人への道をまっしぐらというわけです。

もう一つ、最近の研究でわかってきたことは、男性ホルモンが減ってくると、脳の中のアセチルコリンという神経伝達物質の分泌に悪影響が出てくることです。

アセチルコリンが分泌されなくなると、記憶力が悪くなるし、判断力も落ちてくる。だから50代でモノ忘れが激しくなって、若年性認知症かもしれないと焦る人もいるかもしれないけれど、若年性のアルツハイマーって50代だと1万人に8人くらいしかいません。その一方で、50代で男性ホルモンが病的に減っている人は1～2割ぐらいいますから、この年代で記憶力が落ちたという自覚があるなら、その原因はまず「男性ホルモンかもしれない」と考えるべきだと言えます。

それから、男性ホルモンが減ってくると、同じだけ運動して同じだけ肉を食べても、筋肉が落ちてくるんですよ。筋肉を増強したりするドーピングに男性ホルモンが使われてきた歴史を見ればわかるように、男性ホルモンが多ければ、同じ運動量で筋肉モリモリになるんです。

そうやって男性ホルモンをとりあえず維持しておかないと、足腰は弱るわ、頭の回転は鈍るわ、意欲はなくなるわ、人付き合いは面倒くさくなるわ、そのうえ記憶もあやしいというろくでもない年寄りになりかねません。

現実に私のクリニックの患者さんでも、調べてみると男性ホルモンが足りない人がいっぱいいて、その人たちに男性ホルモンを注射すると、目に見えてハツラツとしてきます。頭もシャキッとしてくるし、あっちのほうも、久しぶりに朝から元気になったりする。ある患者さんなんか、もう75歳くらいなのに、10年ぶりに風俗に行きましたっていうメールを送ってきました。

まあ、奥さんがどう言うか知らないけれど、その人は、奥さんが早くから認知症になられて、以来ずっと介護を続けている人だから、まあ風俗くらい許してあげてもいいんじゃないかなと個人的には思っています。

夫婦関係はさておき、それくらい元気になるのですから、マムシドリンクか何かを飲むよりも、若返りのためにはやはり男性ホルモンがずっと有効です。注射や薬が嫌だと言うのであれば、まず取り組むべきは生活改善です。まず肉を食べること。コレステロールが多いほうがいいので、魚よりも牛・豚・鶏など動物の肉のほうがお勧めです。実はコレステロールが男性ホルモンの材料なんですよ。

だから薬でコレステロールを減らしすぎるとEDになってしまう人もいる。そういう意味で、男性ホルモンを維持するためには肉を食べて、そして運動することです。

それから牡蠣とかニンニクは精がつくと言われますが、実際そのとおりで、牡蠣とかニンニクには亜鉛という物質がたくさん入っている。亜鉛を増やすと男性ホルモンは増えるんです。

食生活と運動のほかにもう一つ、男性ホルモンを増やすのが、エッチな動画を観るとか、女性のいる店に行ったりすること。けしからんとおっしゃる方もおられるかもしれないけれど、そこはまあ奥さんにバレないようにというか、難しいかもしれませんが、うまくやっていただくしかありません。アメリカなんかだと、夫婦でポルノを観ることもけっこう多いようなので、そういう形でもいいから、時にはちょっとエッチな刺激も必要だと思います。

いろんなタブーを気にするより、若くあるためには男性ホルモンが不可欠であると考えてください。幸か不幸か、女性の方は閉経以降は男性ホルモンが増えるので、年をとると元気になる方が多い。人付き合いが盛んになることもプラスに作用します。70代くらいの高齢者の団体旅行ほとんど女性ばかりですから、そういう意味では女性に生まれてよかったのかもしれません。

男性はもちろん、女性の方もぜひ男性ホルモンに再度注目して、男性ホルモンを増やすような生活をしていただきたいと思います。

ついでに言わせてもらうと、先進国の中でポルノが解禁されてない国は日本くらいのものです。こんなに高齢者が増えたのですから、政府も高齢者対策として無修正の動画が観られるようにすべきではないでしょうか。

昔は18歳未満入場禁止とかいって、未成年は入れない映画館なんかがあったわけですから、若い人は観られないような、65歳未満閲覧禁止とか、あるいは70歳以上限定のＤＶＤ

とかがあってもいいんじゃないかと私としては考えております、ハイ。

（2022年4月12日）

ただいま自分の体で人体実験中〈糖尿病編〉

日本の医者は無責任だなあと思うのは、血圧を下げろ、血糖値を下げろ、コレステロールを減らせ、痩せろなどとやたらに言うくせに、では、そういう指導をした群と指導しなかった群、あるいは薬を飲ませている群と薬を飲ませていない群とで、いったい死亡率が高いのはどちらかということについて、大規模な追跡比較調査というものをいっさいやっていないからです。

だから、本当のところはどうなのか、まったくデータがなくてわからない。そこで、私は自らの信念に従い、人体実験のつもりで、一般的な医者の多数派の意見ではなく、自分自身の判断で持病に対応していくことに決めました。今回はまず、糖尿病について、そのお話をしてみたいと思います。

糖尿病に関して私は、毎朝、機械を使って血糖値を測り、その値が３００㎎／dℓを超えている日は薬を飲み、下回っている日は飲まないことにしています。糖尿病の評価を行う上で重要な指標となる、ヘモグロビンにブドウ糖が結合した割合を示すHb（ヘモグロビン）A１cも9〜10％にコントロールしています。ヘモグロビンというのは赤血球内のタンパク質の一種で、全身の細胞に酸素を送る働きをしています。

世界的なデータで見ると、いまHbA１cの正常値は５・６％までということになっているのですが、糖尿病の患者さんに関しての大規模比較調査では、７から７・９％の時が死亡率は最も低いとされています。だから私も、本当だったら10より低い、まあ８とか７・５あたりを目標値にしたいんですが、ちょっと思うところがあって、10％あたりでコントロールしています。

その理由の一つは、低血糖というのは脳に対して非常にダメージが大きいという信念が私にはあるからです。

私が浴風会という病院にいた時には、「糖尿病の人たちがアルツハイマーになることはない」という言い伝えがありました。調べてみると糖尿病のある人がアルツハイマーになる確率は糖尿病のない人の３分の１でした。血糖値が高くてもボケるわけではないことがわかったし、この病院に併設された老人ホーム入居者の追跡調査では、糖尿病によって死亡率が高いわけでもないので、糖尿病を無理に治そうとはしなかったのです。

ところが、福岡県久山町における九州大学の調査では、糖尿病の人たちは2・2倍もアルツハイマーになりやすいという結果が出た。久山町では糖尿病と判断されたら全例、治療を受けている。治療を受けると必ずと言っていいほど低血糖の時間帯ができます。

実は糖尿病というのは「血糖値が上がる病気」ではなくて、「血糖値が不安定になる病気」なんですね。だから糖尿病のない人っていうのはめったに低血糖の発作なんて起きないんですよ。ところが糖尿病のある人は低血糖の発作が起きる。発作が起きた時に血管や神経細胞とかがかなりダメージを受けると私は思っているので、私が血糖値を300㎎／dℓくらいでコントロールしているというのは、それであれば低血糖の時間帯はまずできないだろうと思っているからです。

これを、もし目標値を200とか150とかにすると、どうしても低血糖の時間帯ができてしまうということですね。だから低血糖を起こさないために私がやっていることは、ちゃんと「三度三度の食事をとる」とか、あるいは多少高めの血糖値を目標値にするということです。

ただし、あまりにも血糖値が高いとやはり体にダメージがあるというのもなんとなくわかるので、「300を超えたら一応薬を飲む」ことにしています。ちなみに私が飲んでいるのはメトグルコという薬で、一説によると癌の予防になるとも言われています。

それに加えて、血糖値が400ぐらいまで高くなってしまった時に私が飲んでいる薬に「フォシーガ」というものがあって、これは私がもう一つ抱えている心不全にもいい。この薬はいわゆる2型糖尿病のために作られたものですが、糖尿病には1型と2型の2種類があって、1型と言うのはインスリンが出なくなる病気だから、インスリンを足さないといけないのですが、「フォシーガ」は2型糖尿病というインスリンレセプター（受容体）がおかしくなる病気のための薬で、低血糖が起こりにくく、腎臓にいいとされています。

私は2型なので、実際、飲んだ日はちゃんと血糖値は下がりますから、「フォシーガ」がいいんだろうなとは思いますが、しかし無理して毎日飲むということはしていません。

前に取り上げた俳優の渡辺徹さんのケースは、糖尿病と闘おうとしすぎたあまり起こった悲劇なんじゃないかなと私は思っています。ということで、糖尿病に関して言えば、低血糖を起こさないというやり方で私は対応しています。これがヒントになれば幸いです。

ただ、この血糖値300でコントロールするというやり方で私がちゃんと80歳、90歳まで生きられたら、「和田秀樹の言ったことは意外に本当だったじゃないか」ということになるし、あと10年もしないうちに私の体が糖尿病でボロボロになったり、腎臓の透析治療をすることになったり、目が見えなくなったりすれば、「あいつ何か偉そうなこと言ってたけど、やっぱり一般の糖尿病の医者の言っていることのほうが正しかったんだな」という話になると思います。ということで、自分を使って人体実験をしている和田秀樹でした。

（２０２３年3月23日）

続・ただいま自分の体で人体実験中〔高血圧編〕

一般の医者が言う〝医学の常識〟と、私の主張のどちらが正しいか、自分自身の体でいま実験中というわけで、前回は糖尿病の話をしましたが、困るのは、その結果が出るのに少なくとも10年はかかるということです。

高い血糖値をそのままにしていたせいで、もしかしたら、多くの医者が言うように、目が見えなくなったり、人工透析をしているかもしれない。あるいは逆に「和田さん、若いよね。70歳過ぎたとは思えないよ」と言われているかもしれない。

いずれにせよ、医者の言いなりになっているだけでなく、実際に試してみないと、どういう治療が適切かはわからない。そこで、自分自身で行う人体実験の第2弾として、糖尿病よりもっと多い、国民病とも呼ばれる高血圧について、今回はご報告したいと思います。

年をとれば血圧が上がるのは当たり前だし、それも適応現象だと思っています。糖尿病も同じですが、年をとると血管の壁が厚くなるので、血圧とか血糖値というのは高めにしておかないと、たとえば血圧が低いと脳に酸素がいかないし、血糖値が高くないと脳にブドウ糖がいかないということにもなりかねない。

逆に言えば、年をとって血圧が低いと頭がフラフラする、血糖値が低いと低血糖みたいな冷汗が出たりオシッコを漏らしちゃったりすることもあるわけです。

私は長いあいだ高齢者を診てきたこともあって、自分の血圧の高さはまったく無視していました。まあたまに血圧を測ってみると、必ず２００㎜Hgを超えていましたが、約5年間、それを放置していたんです。

ところが、ある知り合いが、まだ60歳になっていなかったと思いますが、たまたま急性心筋梗塞で突然亡くなったんです。「心筋梗塞」って、心臓を取り巻く血管が詰まって突然死を引き起こす病気ですから、やはり怖い。血圧が高いことをほうっておいたこともあるし、自分の心臓がどんな状態なのか一度診てもらったほうがいいという話になりました。たまたま私の同級生が、大阪で開業して心臓のクリニックを始めたので、知り合いを慕って大阪まで行きました。心臓を取り巻く動脈が細くなっていないか、狭くなっていないか、もし狭くなっていたら、治療もそこでしてもらおうというわけです。

心臓を取り巻く冠動脈という血管が細くなっていて血液が詰まりそうなところがあったら、先端にバルーン（風船）が付いた、カテーテルという細いチューブを入れて、バルーンを膨らませて広げる。同時にステントという管みたいな器具を入れて血管を補強し、血液を通りやすくするという治療が、いまはできるんです。

結論から言うと、血管はけっこうボロボロではあったものの、幸いなことに冠動脈に関しては大した動脈硬化もなく、詰まりそうな箇所は一つもなかったので、バルーンもステントも入れる必要はなかったんですが、大きな問題が二つありました。一つはとにかく動脈硬化がひどい。当時、**私はまだ48歳だったんですが、血管年齢は90歳と判断されました。**もう一つは、心臓に筋肉がつきすぎていることです。

血圧が高いということは、心臓のバクバクいう動きが強いということです。運動をすると筋肉がつきますよね。心臓も頑張って動いていると、筋肉がついちゃうんですよ。心臓に筋肉がつくと、外側に広がってくれればいいけれど、やっかいなのは、内側に広がって心室のスペースが狭くなってしまうことです。

心室がいよいよ狭くなってくると、「心不全」と言われる状態になる。要するに1回に送り出す血液の量が減ってきてしまうわけです。そうすると、ちょっと歩いただけで息が切れる。ひどい場合は喘息みたいにハアハアゼイゼイ言ったり、足がむくんだり、いろいろな症状が出ます。

「あなたね、心臓の筋肉、厚すぎだよ。このままだと心不全になって、歩くだけで息が切れるようになってしまうよ」と、その同級生に注意されて、しかたなくその場で血圧を測ったら、やはり200㎜Hg以上あって、「血圧を下げなさい」と血圧の薬を渡され、頑張って飲むことにしました。

一般的には140くらいにまで下がれば正常なんですけれど、220から140まで急激に下げたら、落差がすごくて頭がフラフラしてしょうがない。これでは仕事にならないので血圧の薬を減らして、いまだいたい160から170㎜Hgくらいの数値でやっています。それぐらいだと頭もシャキッとするし、調子もまずまずです。逆に140まで下げると調子が悪くなる。普通、血圧が高いと酒をやめろって言われるんですが、これまでどおり飲んでいます。

それで結果的にどうなったかという話ですが、コロナ禍の最中だったから2、3年前だと思うんですけれど、あるとき飛行機から降りたら、息がピューピューいっている。初めてのことでしたから、「コロナで喘息になるのかな」と思って医者に行ったら、心不全と診断されました。

心不全になってしまったからには、もう普通に歩けない、ちょっと歩いただけで老人みたいにすぐ息が切れてしまうんだなとガッカリしたんですけれど、心不全の代表的な治療として、利尿剤を飲んでオシッコをたくさん出すような治療をします。そうすると、心臓の負担が減って楽になるんですよ。実際、私も楽になって、いまもそのままどうにか元気でやっています。たぶん歩くのも普通の人より速くて、30メートルぐらい先に青信号が見えたらダッシュするくらいです。

オシッコが近いことを別にすれば、とても心不全とは思えないような状態で、血圧も従来どおり160から170くらいで安定していて、酒も相変わらず飲んでいます。少なくともそのほうが頭がシャキッとしますから、本もたくさん書ける。このひと月で9冊本を出したくらい、元気でやっています。

さて、「血圧を高めにコントロール」した結果、10年後どうなっているか。脳卒中でヨイヨイになっているかもしれないし、こうやって元気でいるかもしれません。何ごとも実験です。

（2023年4月13日）

専門バカの医者たちよ、私はいつでも受けて立つ！

医療従事者向けの専用サイト「m3」に、私を猛烈に批判する記事が出ていました。和田秀樹は医師のくせに、「血圧が220以上、血糖値が600以上でほうっておいても平気だ」と発言している。もしも患者が真似をしたらどうするんだと、もうボロクソに叩かれていました。

確かに、私は血圧が220だったこともあるし、血糖値が600を超えたこともあります。しかしながら、それを放っておいたわけではなくて、血圧は170くらい、血糖値は300くらいでコントロールしています。血糖値はなるべく運動で下げるようにしていますが、血圧については、ちゃんと薬を飲んで１７０くらいにまで下げています。一度、血圧を１４０まで下げたら頭がフラフラしたので、１７０にしたのです。血圧の薬をまったく使っていないわけではありません。

私の言っていることをちゃんと聞いていない、文章もろくに読んでいない人たちの私に対する批判は、医療従事者の「ｍ３」のコメントも含め、ヒステリックそのもの。ほとんどのコメントが私に対する悪口雑言《あっこうぞうごん》で、私に味方する人なんて、４人ぐらいしかいない（笑）。

私が木村盛世さんと一緒にやっているＹｏｕＴｕｂｅの番組で「透析をやりすぎだ」と批判したことについても、「そんなことを言うなら、腎臓学会や透析学会に出てきて偉い先生方と論戦してみろ」という憎まれ口を叩く人もいた。そういう方々に、ここではっきり申し上げておきたい。

私はいつでも戦います！

いいですか、私を呼ばないのはそっちですからね。呼んでくれたら、透析は本当に週３回が適正だと思っているのか、ＧＦＲがいくつ以下ならやるべきなのか、それについての適切な大規模調査をやっているのか。私には疑問がいっぱいあるんです。ちなみにＧＦＲとは糸球体濾過量の略で、腎臓の機能を示しています。

患者さんにとってみたら、透析の回数はなるべく少ないほうがいいわけだし、医療費の無駄を減らすためには、たとえばＧＦＲが現在の基準よりもう少し悪くなってから始めたほうがいいという考え方もある。それによって死亡率がどれくらい違うのかということもちゃんと調べないといけない。そういうことも含めて、議論の材料はいくらでもあります。

「アメリカは保険に入っていないと透析が受けられないから、透析を受けられない腎不全の患者がどんなに悲惨な実態になっているか知らないのか」という批判もきましたが、糖尿病で死ぬ人がずっと多いアメリカのほうが腎不全で死ぬ人の割合はむしろ日本より低いのです。

そして、「専門家でもないのに口を出すな」という人にも申し上げたい。

専門家が専門のことしか知らないから日本の医療が悪くなっているんだ！　他の科のこともちゃんと勉強しろ！

コレステロールを下げろと動脈硬化の専門家や循環器の専門家は言うけれど、コレステロールを下げたら男性ホルモンも減るし、免疫機能も下がる、癌になりやすくなる。専門家が専門領域のことしか知らず、他の科のことをちゃんと勉強しないのがいちばんの問題なんです。あなたがもし循環器の専門家だったとしても、もし内科として開業する気があるんだったら、消化器のことも呼吸器のことも全部勉強しないといけないんですよ。そんなこともわからないヤツらが医者をやっている。

私を批判するのは勝手ですけれど、「血圧を正常値に下げなければいけない」と教科書に書いてあるとおりの治療をしたら患者さんの具合が悪くなったという経験を、彼らは一度もしていないんでしょうか。そういうことがあったら、「患者のほうがおかしいんだ」と言うつもりなんでしょうか。

「m3」における私への誹謗中傷、批判に賛成するコメントが97％なので、私のような考え方の医者が3％しかいないことを知って、私は大きなショックを受けました。かつて私は「薬を飲んで調子が悪くなったら、医者と相談して薬の量を減らしてもらいなさい」と書いたこともありましたが、間違いでした、謝ります。日本の医者の大半は患者のことを考えていない。逆ギレされて怒られるのがオチです。だから医者の言うことなんて聞かずに薬を減らすことをお勧めします。

もっと言わせてもらうと、血圧を170で、血糖値を300でほうっておいているのは自分自身の体を使った人体実験だと、ＹｏｕＴｕｂｅ「和田秀樹チャンネル」ではっきり言っています。私のまねをしろなんて誰にも言っていない。試しているんです。そのほうが長生きできるんじゃないか、元気でいられるんじゃないかと思っているからです。こういう考え方もあると提言しているだけで、こうしなさいなんて言ったことはありません。自己決定の参考にしてほしいだけで、押し付ける気はない。
ところが日本の医者のほとんどは「こうしなさい！」と半ば強制的に薬を飲ませているわけでしょ。

強制医療はやめろ！　強制するなら副作用に責任を持て！
私の提言に従ったせいでかえって具合が悪くなった人には、もとに戻すように勧めますが、少なくともまだそういう声は聞こえてきません。私は受験勉強法の本も大量に書いていて、その本のせいでかえって成績が落ちた、受験に失敗したという抗議がきて、「和田秀樹被害者の会」というのまで作られました。まあそれだってわずか200人か300人で、読者の1万分の1にすぎませんが、しかし、私の老年医療や生き方の本に対して文句を言ってきた人はいまのところ一人もいません。具合が悪くなった人がいないって言っているわけじゃないですよ。文句を言ってきた人が一人もいない。医者に言われたとおりに薬を飲んで具合が悪くなる高齢者はおそらく1割か2割はいるはずですから、それよりはよっぽどマシなんじゃないかと思います。

（2023年6月6日）

第3章

老いの季節を楽しむ

年をとると幸せになる。幸福の絶頂期は80代!

若い時よりも、70代以降のほうが幸せになれる――こんなことを言うと、いやいや、70代、80代になると体も弱ってくるし、頭もボケてくる。不幸になるばかりじゃないかと反発する方が多いかもしれません。だけど、年をとればとるほど幸せを感じるようになるというのは、事実です。

人間は基本的に主観的な生き物ですから、体が丈夫で衰え知らずであるとか、世界各国を旅行したとか、高級レストランでごちそうを食べたとか、そういう客観的なことよりも、幸せだと主観的に感じることのほうがずっと大事なのです。

現に年をとると、人の親切が若い時よりしみじみと身に染みて、幸せを感じやすくなるという研究がいくつもあります。

たとえば、米国ダートマス大学の経済学者デイヴィッド・ブランチフラワー教授の調査です。教授は、世界132カ国における年齢と幸福度の関係を調べました。その結果、子供時代は大多数が幸せを感じているのですが、だんだん幸福度は下がっていって、50歳くらいで最低になる。ところが、そこからまた徐々にV字回復していって、なんと82歳以上で最高値に達します。

ちょっと意外に思われるかもしれませんが、この傾向は先進国でも発展途上国でも、欧米でもアジアでも変わりません。日本の場合も、幸福度が最も低いのは49歳の時で、最も高いのは82歳以上という結果が出ています。

それから、現在の自分を幸せに感じられる人間でありたいと思っている人が、70代では91・6%、60代で91・2%と、かなり高い割合になっています。さらに、いまの自分は健康だと思っている70代の人は68・2%。いくつになっても見た目が若々しくありたいと考えている70代はなんと80・7%もいるのです。

若いうちは、年をとると侘《わび》しいとか惨《みじ》めだとか、ヨボヨボに老いぼれてまで生きていたくないとかって勝手なことを言うけれど、実は世間一般のイメージとは違って、高齢者は自分を「まだまだ元気で若々しい、生きるのは楽しい」と思っている。いざ年をとってみると、それなりに幸せだと感じているお年寄りが多いわけです。

仕事や子供の教育に追われ、会社の人間関係や更年期障害に悩み、失業やローン返済の不安に怯えている50歳前後の人たちよりも、むしろずっとハッピーでアクティブな毎日を送っていると言えるでしょう。

ということは、ここにビジネスチャンスがあるとも言えるわけです。いつまでも見た目が若々しくありたい70代のお年寄りが80%もいるということは、これからどんどん増えていく高齢者は、消費者として実に魅力的な存在ではないでしょうか。お年寄り向けの化粧品とかファッション、高齢者の好きなロックやポップ・カルチャーとかのエンターテイメントまで、ビジネスチャンスはいくらでもある。

まあ私もあれこれといろんなことをして、いろんな話をさせていただいていますが、実は老年精神医学が本業で、「和田秀樹こころと体のクリニック」でお年寄りの心の病のカウンセリングやうつ病、認知症などの治療をしています。その関係の本もずいぶん出していて、何冊かはベストセラーになっているんですが、それでも、私と組んでお年寄り向けのビジネスをやりたいなんて言ってきた経営者は、これまで一人もいません。

正確には一人だけ、九州の家具屋さんの方がいらっしゃいましたけれど、これは今忙しいから後でといったら、それっきりになりました。そのような現状ですから、お年寄りをさらに元気づけるためにも、高齢者向けのビジネスというものをぜひ考えていただきたいと思っています。

最近も、お年寄りは世間一般に考えられているよりずっとハッピーでアクティブであるということを伝えたくて、『70代から「いいこと」ばかり起きる人』（朝日新書）という本を出しました。ところが、去年は約60冊も本を出したものですから、だんだん内容が似通ってきているんじゃないかという批判も実はいただいております。まあ確かに「医者の言うことなんか聞かなくていい」とか、「好き勝手に生きたほうがいい」とかいう話は多少ダブっているところがあります。

でも今回は、人間は年をとるほど幸せを感じられるという非常にパラドキシカルなデータを豊富に集めましたので、老後に不安を感じておられる方は、ぜひお手にとってお読みいただき、元気を出していただけたら幸いです。

（2023年1月19日）

ボケたら終わりどころか、アメリカの大統領だって務まる

長く老人医療にかかわってきた者として、日頃から痛感していることがあります。それは、認知症というものについて大きな誤解があるということです。

たとえば、『渡る世間は鬼ばかり』や『おしん』で有名な橋田壽賀子さんという脚本家の方がいらっしゃいますね。あの方は、95歳で亡くなる直前までお元気で、頭もシャキッとされていたんですが、晩年は「認知症になったら安楽死させてくれ」と常々おっしゃっていたそうです。

それに、警察官僚の取り巻きの医者が警察に輪をかけてバカなせいで、75歳になって運転免許を更新しようとすると、認知機能検査というのを受けなければならない。もしもその成績が悪いと精神科医を受診することが義務付けられ、認知症と診断されると免許が失効してしまいます。

問題は、橋田壽賀子さんにしても警察官僚にしても、認知症に対して大きな誤解をしているということです。つまり、ひとたび認知症と診断されたら、もうわけのわからないことを口走ったり、正常な判断ができなくなったり、高速道路を逆走するものだと思い込んでいる。

しかし、認知症であっても、軽いうちであれば運転に支障はない。認知症で運転を続けている人も実はたくさんいます。にもかかわらず、ひとたび認知症と診断されたら免許は失効する。知り合いが診ている患者さんは、そのせいで農業が続けられなくなりました。

免許が失効すると、トラクターにも乗れなくなります。農地の中だけならいいけれど、トラクターは家から畑や田圃《たんぼ》に行くのにも使う。つまり公道を走るわけですから、免許を取り上げられるともう農業も続けられなくなる。私の知り合いの患者さんは、認知症ながらこれまで元気で農業をやっておられたのに、認知症だけでなくてうつ病まで発症してしまいました。認知症にまつわる誤解が、そうした悲劇をもたらしているわけです。

ひと口に認知症といっても、軽いものから重度なものまで症状はいろいろです。確かに、重症になると会話も通じなくなる、子供や奥さんの顔もわからなくなる、自分の名前まで忘れることもあるわけですが、**実は、軽いうちならそれまでと変わらず仕事も日常生活もできるんです。**

警察とその取り巻きの医者がバカなのは、認知症と診断されたら即免許失効にしたことです。認知症が進んで運転に危険が生じるようになったら免許失効というのなら話はわかります。しかし、即失効としたせいで、認知症と判断されたらもうアウト、日常生活は営めない、正常な意識は失われ、人生も終わりという誤解を世間に広めてしまった。その罪は大きいと言わざるを得ません。

認知症についてのもう一つの誤解は、大声を出して暴れるとか、徘徊するとか、便をこねるとか、そういう異常行動を起こす病気だと思われていることです。

厚生労働省の推計では、認知症患者は2025年に700万人になるそうですから、現在は全国に少なくとも650万人いると考えられます。そうすると、だいたい国民の20人に1人は認知症だということになる。もしも認知症の人がみんな徘徊するのなら、一度に1000人が渡る渋谷のスクランブル交差点は青信号ごとに50人の認知症患者が渡っていることになる。少なくとも、認知症の人がそんなに大勢徘徊しているところを見たことのある人はいないと思います。徘徊するのはおそらく認知症患者の数パーセントくらいじゃないでしょうか。

大声を出すというのも、僕の見る限り、そんなに多い症状ではありません。**認知症というのは、実はほとんどが脳の老化現象ですから、基本的にはだんだんおとなしくなって何もしなくなるという病気です。**「お母さん、最近あまり出かけなくなったな」とか、「着替えをしなくなったな」とか思っているうちに、急に息子に敬語を使い出したりして、それで初めて気がつくというようなことが多いんです。物忘れがひどくなったって会話は普通に成り立ちますから、気づくのが遅れる。それはやはり、そういう目立たない病気だからです。

三つめの誤解は、それが親であっても自分であっても、認知症の診断を受けたら2、3年後にはもう何もできなくなるんだろうなとか、施設に入ることになるんだろうなと考える人が多いことです。

最近は進行をある程度遅らせる薬もありますし、介護保険を使うと、脳を刺激したり体を動かしたりするデイサービスも受けられますから、それによって認知症が進むのを遅らせることもできます。

物忘れが始まってから、話があまり通じなくなり、やがてすっかりボケてしまう状態になるまでにだいたい10年はかかります。だんだん物忘れがひどくなり、迷子になったりするので、外に出なくなる。やがて話が通じなくなっていく。10年かけてそういった経過をたどるわけですが、軽症の間はそれまでと同じように仕事もできるわけです。

そのいい例として私がよく挙げるのは、80年代のレーガン米大統領のケースです。アメリカ国民に非常に人気のあった大統領ですが、89年に辞任してから5年目に、自分がアルツハイマー病であることを国民に公表しました。

その時にはもうほとんど話が通じない状態でしたから、普通に考えたら、大統領職にいた5年前にはすでに軽い物忘れぐらいはあったはずです。ということは、**軽症なら、アル**

ツハイマーでも、核のボタンを押せる立場にあるアメリカ大統領だって務まるということですよ。

実は認知症はもっと前から始まっていたという説もあって、レーガン大統領の息子による評伝では、レーガン大統領の任期は2期8年でしたが、1期目の終わりにはもう記憶があやしくて、話のつじつまも合わなくなっていたそうです。だから、2期目の4年間はずっとアルツハイマーのまま大統領をしていたことになる。

その証言が正しいかどうかについてはいろいろな議論があるんですが、私はあり得ると思っています。アルツハイマーにかかっていたって、そこらへんの警察官僚や政治家と議論して言い負かせる人はいくらでもいるはずです。そういう意味でも、認知症と診断されたら一律に免許を取り上げるのは理不尽きわまりない。だから私も、たとえ自分がアルツハイマーになってもYouTubeに出続けて、ボケたってこれくらいしゃべれるんだっていうところをお見せしたいと思っています。認知症の人でも危ないと思ったらよけるので、私の患者さんで、車にはねられた人はいません。ですから、かなりのレベルの認知症でも車のエンジンがかけられるなら、意外に事故を起こさない気がします。海外では高齢者に実車試験をする国があるようなので、それを参考にするといいと思います。

最後に、認知症の介護に関して二つほど言っておきたいことがあります。

一つはとにかく機嫌を取ること。たとえば、死んだはずのお父さんの姿が見えないと言って「お父さん、どこ行っちゃったの」と家の中を探し始めたとしますね。そういう時に、「何を言ってるの。お父さんは10年前に死んじゃったでしょ」なんて、お母さんの言っていることを否定してはいけません。

その時は納得するかもしれないけれど、5分後には忘れているし、自分の言っていることを否定されると不機嫌になる人が多い。トラブルを起こすのはそういう時です。プイッと家を出て行って徘徊したり、大声を上げたり、いままでここにあったものが盗まれてなくなっているといった被害妄想に陥ったりします。だから、とにかく認知症の介護ではなるべく上機嫌にさせておくこと。これは重要なポイントなので、覚えておいてください。機嫌のいい時の認知症の高齢者はみんなニコニコして、とても可愛いおじいちゃんおばあちゃんです。

それから、問答無用で運転免許を取り上げるなと言ったことと関係するんですが、認知症になると多くの方が、こんなことができなくなった、あんなこともできなくなったと、何でも否定的に考えて気に病むようになる。でも、それは仕方ないことなんです。

大事なのは、まだまだできることがあるじゃないかと前向きに考えることです。いまも料理が得意だとか、絵を描くのが上手だとか、おしゃべりが楽しいとか、現在できていることをなるべく減らさないようにする。それが、お年寄りが生きがいを感じて元気でいられる秘訣です。まだ運転できている人から免許を取り上げちゃいけないというのは、そういう意味なのです。

（２０２３年2月23日）

品よく、賢く、おもしろく――魅力的な老人になるために

人間が年をとるのは避けられないことですが、現在の医療の傾向として、「長生きできればいい」という考え方があります。

たとえば、それで体調が悪くなろうがだるくなろうが薬を出して、血圧を下げましょう、血糖値を下げましょう、コレステロールを下げましょう、体重を落としましょうみたいなことを言う。そのせいで、かえって老化が早まるのではないかと私はずっと警鐘を鳴らしてきました。そういうことを書いた私の本が売れるということは、やはり「ヨボヨボになっ

て長生きするより、体が元気で頭もシャキッとしていたほうがずっといいや」と考えている人が意外に多いということだと思います。

私にとっても、それはとても喜ばしいことですが、と同時に、これまで６０００人ぐらいのお年寄りを診てきた経験から、もう一つ思うことがあります。

それは、お年寄りの中にも「この人、カッコいいな」「僕もこんな年のとり方をしたいな」と思わせる方と、「この人はちょっとみっともないな」「こんな年寄りにはなりたくないな」と思わせる方がいることです。

そういうことを意識し始めたのは10年ぐらい前からで、じゃあ、どういうお年寄りがみんなから好かれるのか、僕もこんなふうになりたいと思わせるのか、逆に周囲から嫌われ、敬遠されるのはどんなお年寄りかということを１冊にまとめたのが『老いの品格』（ＰＨＰ新書）という本です。「品よく、賢く、おもしろく」とサブタイトルにあるように、実は、**年をとってから「品がいい」「賢い」「おもしろい」と思われる人こそ、誰からも愛される魅力的な老人なんです。**

意地汚い人とか金に汚い人というのはどの年代にも存在するわけですが、年をとると、それに加えて「命汚《いのちぎたな》い」人が出てくる。

これは「絶対に病気になりたくない」「絶対に死にたくない」と、健康や生に執着する人を指す言葉ですが、その中には「認知症にだけは絶対なりたくない」とか「なったら安楽死させてくれ」とかって言う人がいます。

しかし、残念ながら人間、年をとったら誰でもボケるわけです。それに40代で若年性認知症になる人もいるわけだから、「認知症なんかになるぐらいだったら安楽死させてくれ」なんて言ったら認知症になっちゃった人の立つ瀬がないじゃありませんか。

そういう思いやりのないことを言うような高齢者にはなりたくない。そうじゃなくて、逆に「生きてるだけで丸儲け」とか、「誰だってボケますよ」とか笑って言う人のほうが、品があるような気がします。

寝たきりになってまで生きていたくないって言うけれど、たとえば女優の樹木希林さんの場合だったら、病の床に付いて体が動かなくなっても、樹木さんと話をしたいといって周りに人が集まってきました。

まあ人間、金さえあれば人は寄ってくるのかもしれないけど、本当に年老いた時とか、ボケてしまった時にこそ、その人の器量が試されるんじゃないでしょうか。どんなにボケてしまっても、人が寄ってくるお年寄りっているわけですよ。それはその人の風格なり品格が周囲を引き付けるわけです。やはり、そのように年をとりたいですよね。

ボケていたって会っていて楽しいお年寄りもいます。最近では漫画家でタレントの蛭子《えびす》能収《よしかず》さんがボケちゃったみたいだって話題になったけれど、やはり彼の言っていることがユーモラスで、みんなを和ませるわけですよね。古くは「きんさんぎんさん」だって、おそらく知能検査をしたらお二人とも認知症と診断されていたと思うんですよ。だけど、やっぱり話を聞いていると幸せな気分になる。

もちろん、考え方は皆さん一人一人違うでしょうが、コロナに感染しちゃいけないからってビクビクしながら暮らしているよりも、「この年で怖がっていてもしかたない。感染したら、その時はその時だ」くらいの覚悟ができている人のほうがやっぱりカッコいい。

血圧がどうの塩分がこうの、血糖値が、コレステロールが……と言って、食べたいものも食べず、やりたいこともやらずに我慢して、毎日ビクビク暮らすのって、それはちょっとみっともないんじゃないかなという気が私はするわけです。

それに、高齢者になると、たとえば大学教授だとか高級官僚だとか、東大卒であるとかっていうかつての肩書は通用しなくなります。以前のようにそれだけでは人は恐れ入ってくれません。やはりその人の個人的な魅力、知恵、品格だけで評価されるようになるんです。

コロナが怖いから自粛しようとか、ウクライナは正義でロシアは許せないとか、テレビのコメンテーターと同じようなあたりさわりのない、あるいは周りと同じ多数派の意見しか言えないようだと、長く生きてきたのに、何かもっと別の角度からものを言えないのかなあとか、長い人生経験から何も学ばなかったのかなあとか思われてしまうわけですね。

年寄りの知恵とか賢さって、やはり自分の頭で考えたこと、人生経験から学んだことが基礎になっていてしかるべきで、物知りだから、知識があるから頭がいいと尊敬されるわけでは決してありません。年寄りがいくら偉そうに蘊蓄《うんちく》を傾けたところで、若者はその場ですぐにスマホからそれ以上の知識と情報を得られるので簡単に言い負かされてしまう。情報量という点ではスマホにかなうわけがない。もはや個人の知識自体に価値はないのです。

その人のオリジナルな考え方、独自の視点といったものにこそ価値がある。話しているとためになるとか、面白いとかって言われるお年寄りは、話を聞いてもやはり他の人とは違う。「ああ経験を積んだ人の言葉だなぁ」とか、「俺たちにはとても言えないことだな」と若い人が感心することを語るのが賢い年寄りなんです。

今日、たまたま知り合いのフェイスブックを見たら、養老孟司先生の言葉が紹介されていて、「人間なんてコロコロ変わる生き物なんだ。私は84歳だけど、言うことが前とずいぶん変わっている。変わらないほうがおかしいんだよ」というようなことをおっしゃっていたそうです。

やはり、言葉自体に重みがあるというか、若い人には決して言えない言葉ですよね。この道一筋とか、俺は主義主張を変えない、信条を曲げない、絶対に変節しないとか言う頑《かたく》なな人と比べたら、やはり養老先生は本当に考えながら生きているんだなぁ、さすが、だてに年はとっていないな、賢い人なんだなって思わせるものがあります。

僕自身は、まだ60代前半で、高齢者と呼ばれるまではあと少しあるんですが、この年になって感じるのは、やはり世の中には正しい答えというものはないし、昔の答えと今の答えとでは異なる場合がものすごくあるということです。だけど、それは年をとらないとわからないことでもある。

若いうちは、これが正しいとか、真実は本当はこうなんだとかって教えられると、割と安直に信じてしまうものだけれど、年をとって、「いや、その答えが10年後も正しいとは限らない」と思えるかどうか。「実はいろいろな答えがあるのではないか」と考えられるような、ちょっと頭の柔らかい年寄りになると、前頭葉の機能が鍛えられて、老化もしにくい。

皆さんにはぜひ品位ある賢い老人になって、あるいは会っていて楽しいお年寄りになって、人がしょっちゅうまわりに集まってくるような老後を過ごしていただきたいと思います。

（２０２２年６月７日）

60歳になったら自分の好きなように生きよう

高齢者、高齢者と言うけれど、じゃあ高齢者って何歳からなのかということがいま何かと話題になっています。とりあえず65歳以上が高齢者といまのところ定義されてはいますが、でも現実には65歳というのはまだまだ元気な人が多い。

コロナによる外出自粛ということが長いあいだ言われていたせいで、やがて要介護の人が激増すると思われますが、それでも60代であれば、歩けなくなるような人はまだあまりいないでしょう。それが70代になると足腰が衰える人が大幅に増えて、80代になると本当に歩けない人がかなりの数、出てくると考えられます。

では、60代の人は40代、50代とどこが違うのかといえば、60代になると、血圧や血糖値を下げろとか、コレステロール値を下げて動脈硬化を少しでも遅らせましょうとか言われるようになるんです。私はそれにはあまり賛成ではありませんが、それも一理ある考え方だとは思います。

しかし、そういう医師の教えを頑なに守って、いくら節制していても、その効果が表れるのは10年後、20年後です。つまり80代になってからというわけですが、誰だって80代になったら放っておいても多かれ少なかれ動脈硬化にはなるわけだから、本当に節制することに意味があるのかはわからないということです。

一方で、60代になると癌になる人が増えてきます。やはり60代から年を重ねるにつれて免疫力が落ちてきます。そのために出来損ないの細胞を殺し損ねてそれが増殖していって癌になるわけです。ガマンを強いる生活というのは、NK細胞という免疫細胞のパワーを失ってしまうことにつながるので、逆に癌を誘発する原因になります。

だから、60代の人は心筋梗塞や脳卒中よりも、癌の心配をしたほうがいい。そう考えると、60代になったら健康診断の結果なんて、あまり気にしないほうがいいんじゃないでしょうか。

60歳になって、そろそろ会社を辞めようとか、場合によってはもう辞めちゃったとかいうのなら、癌になるリスクの高い節制第一の暮らしをするよりも、60歳という年齢をひと区切りにして、もう少し好き勝手に生きたほうがいいんじゃないかということになります。

健康オタクになるよりは、自由に生きて好きなことをしたり、あるいは好きなものを食べたりしたほうがずっと体にいい。人間って想像以上に食べることに幸せを感じる生き物で、私にとってはおいしいラーメンを食べるのが至福のひと時です。好きな料理を食べながらワインを飲む幸せは、何ものにもかえられないのではないでしょうか。

それから、医者も選んだほうがいい。なんだか偉そうにしている医者とか、「言うとおりにしないと死んじゃいますよ」とか脅したりする医者よりは、その先生と会っているとなんとなく落ち着くとか、安心感を与えてくれるとかいうような先生にかかったほうが、気分もいいでしょう。

そして、最も大事なのは、嫌な人とは付き合わないということです。孤独な高齢者というとすごくつらいと思うかもしれないけど、我慢して嫌な人と話をするよりは孤独のほうがずっとマシだとも言えます。そういう心理があるから、いわゆる引きこもりの人だって存在するわけです。

ただし、自分の気持ちいいことだけをする、これからはやりたい放題やって、好きに生きようとすると、パートナーとの関係が問題になってきます。

たとえば60歳とか65歳で定年退職し、子供たちも独立してそれぞれ自分の家庭を持っている場合、夫婦二人だけで一日中、顔を付き合わせて暮らすことになります。夫婦仲がよくて、一緒に外へご飯を食べに行ったり、旅行に出かけたりするのが楽しければ何の問題もありませんが、なかには夫が一日中家にいると気分が重くなるという人もいるでしょう。あるいは奥さんが最近どうも気に入らない、会話がかみ合わずイライラするという人もいるかもしれません。

大変申し訳ない言い方をすると、20代とか30代の頃はついついルックスで相手を選んでしまうとか、学歴や肩書や年収で選んだりしがちですよね。ところが、いざ結婚してみるとこんなはずじゃなかったとか、あるいは人間的に退屈だとか、そりが合わないとかいった不満を抱きながらズルズルと結婚生活を続けているカップルも、残念ながら世の中には多いようです。

だから、60代になったら、そういう相手と我慢して一緒にいるよりも、別居してもいいし、熟年離婚でもいいから、新たに自分と気の合うパートナーを探したほうがいいのではないでしょうか。

会社勤めをしていたら、とてもそんな好き勝手はできません。子育ての間だって無理でしょう。これは60代になったからできることです。**これからは自分の気持ちに忠実に、自分に嘘をつかない生き方をしましょう。自分の生きたいように生きましょう。**

医者の言うことを聞くか聞かないかはこちらの勝手であって、まして自分の生き方に医者ごときが口を出す筋合いはない。そのように開き直れるかどうかが、これからのあなたの人生を決定します。

これは62歳になった私が、こういうふうに生きたいと決意したことでもあります。その詳細については、『60歳からはやりたい放題』（扶桑社新書）という本に書きましたので、そちらをご参照ください。

（2022年9月6日）

老け込む人、若い人、70歳が運命の分れ道

いまのご時世、60代ではまだまだ現役で働いている方は多いし、ルックスも頭も若々し

い方がたくさんいらっしゃいます。ところが、元気に60代を過ごしてきたとしても、70代になると、さすがに体のあちこちに異常を感じるようになる。そこで検査を受けてみると、血圧が高い、血糖値が高い、コレステロール値が高いなどと医者に言われ、あれやこれやの薬が出されて、それらの高い数値を「正常値」まで下げる、いわば〝引き算〟の治療をされることになります。

私は、それにはいささか異論があって、1年ほど前に出した『70歳から一気に老化する人　しない人』（プレジデント社）という本の中で、「年をとったら引き算医療をやめて、足し算医療にしよう」という提案をしました。

どういうことかというと、塩分の取りすぎはだめだとか、糖質のとり過ぎはよくないとか、血糖値が高ければ下げましょう、血圧が高ければ下げましょう、コレステロールが高ければ下げましょうと言われます。私はこれを「引き算の治療」と呼んでいるわけです。

高齢者の医療をずっとやってきた私の経験から言わせてもらうと、血圧や血糖値がやや高めのほうが元気だし、コレステロールは高めの人のほうがむしろ長生きしている。そのほうが癌にもなりにくいというのが、ある種の疫学調査みたいなことでもうわかっているわけですね。

それはなぜかといえば、年をとればとるほど、「あり余っている」害より「足りない」害のほうが大きくなるからです。つまり、血圧を下げすぎると（足りなくすると）頭がふらふらする。そうすると転んで骨折して、そのまま寝たきりになる恐れもある。血糖値とか、ナトリウム（塩分）を下げすぎて（足りなくして）しまうと、意識障害を起こして頭が朦朧《もうろう》としてくる。つまり「足りなくなった」ための害が高齢者の交通事故の大きな原因になっていると思うのです。

高齢者の交通事故の場合、動体視力が落ちているから、飛び出してくる子供が避けられなかったとかいう話だったらわかるけれど、報じられている事故のほとんどはいわゆる暴走とか逆走です。ということは、意識が朦朧としていたのが事故の原因ではないかと考えられる。

たとえば低血糖の状態を起こすと、ボケたようになって失禁したりすることがわかっています。そのように、意識障害を引き起こすのは、何かを下げたり、何かが足りなくなった場合であることが多い。年をとるといろいろなものが足りなくなってくるんです。

ずっと頭痛がするという患者さんがいたので血液を調べてみたら、思ったとおり亜鉛が足りなかった。それで亜鉛を摂取するようにしたら、頭痛はすっかり治ったこともありました。

男性の場合、年をとればとるほど足りなくなってくる最たるものが男性ホルモンです。男性ホルモンが足りないと、まず性欲だけでなく意欲そのものが落ちる。それから人付き合いがおっくうになる。同じだけ肉を食べて同じだけ運動していても、筋肉が落ちてくるので足腰が弱る。だから男性ホルモンを足してやると頭も冴えてくるし、意欲も出てきて筋肉もついてくるから、要介護になるリスクが減るわけです。

年をとったら、検査データが異常に高くて「余っている」からって無理に薬で下げるなんてバカなことはしないで、たとえば食べ物の品数を増やすとかして、逆に足りないものを足していくほうが老化は防げるということです。そういう足し算医療をするかしないかで、70歳から一気に老化するか、はつらつとしたままでいるかが決まる。

同じ70代でも、すっかり老け込んだおじいちゃんおばあちゃんにしか見えない人と、若々しさを感じさせる人に分かれてしまうんです。たとえば女優の吉永小百合さんは、もう70代後半のはずですが、とても若く見えますよね。

だから70代という年代はとても大事で、この時にもっともっと体や頭を使い続けると若々しくいられるし、そうでないとどんどん老け込んでしまう。

そういう意味で、70歳になったからといって、たとえばずっと続けてきた体を動かす趣味とかをやめたりせずに、ずっとやり続けていくことが、足し算医療とともに、重要になってくる。というのは、体も頭も若くとも、やはり70代になると意欲や好奇心が衰える人が多いからです。

だから、50代、60代の時に、趣味でも何でもいいんですが、70歳以降はこういうことをしようって決めておくといいんです。その意味で言うと、先ほど自動車事故について触れましたが、実は自動車の運転というのが意外に重要な鍵になります。

東京のような大都会では公共交通が発達しているから、クルマは別になければないですむし、もともと運転していない人も多いけれど、地方では、いったん免許を返納してしまうと外に出る回数が激減する人や、めったに外出しなくなる人がすごく増えてしまいます。

それに、東京の人はあまりイメージが湧かないかもしれませんが、地方に行くと、高齢者も含めて地元の人が運転していく場所というのは、だいたいイオンモールのような大きなショッピングセンターなんですね。

大きいショッピングセンターに着くと、広い駐車場から入り口まで歩かなければならないし、店の中を歩き回るので、けっこう運動になるんですよ。そういう意味で実はクルマを運転するということは高齢者にとって非常に大切で、筑波大学の調査だと、**免許を返納すると5年後に要介護になる確率が2・2倍ぐらいになってしまう。もっと過激なものでは8倍になるというデータさえあるんですね。**だから免許を返納したら最後、要介護にまっしぐらというわけです。

マスコミは長きにわたってコロナ自粛を叫び続けていましたが、それも多くの高齢者を家に閉じ込める結果になりました。にもかかわらず、そのせいで要介護高齢者がものすごく増えてしまったことに対する責任なんて、新聞もテレビもいっさいとろうとしない。

私がいちばん気になったのは飯塚幸三さんという元通産省技官の偉い研究者が、2019年4月に池袋で起こした衝突事故です。母子2人が亡くなったのに逮捕されなかったのは「上級国民」だからだとか、ずいぶん非難されました。だけど飯塚さんは当時88歳で、本人もケガをしている。そんな高齢者は普通、逮捕しないのが日本の司法ですから、それほど特別扱いされたとは思えませんが、仮にひいきされていたとしても、彼は別にふだんから暴走族みたいな危険運転をしていたわけではありません。本人も奥さんも怪我をしているわけですから、まあ、不注意というか、ブレーキとアクセルを踏み間違えたのでしょう。だけど、彼が事故を起こしたことについて多くの人が「年寄りのくせに運転したからだ」みたいな言い方をするのはちょっと違うと思う。実は年寄りの暴走事故というのはそんなに多くないんです。

なぜ年寄りが運転すると危ないかといえば、動体視力が落ちてきて、子供が飛び出してきても気づくのが遅れるとか、いわゆる運転技術が衰えてくると考えられるからです。にもかかわらず、マスコミが盛んに取り上げるのは、年寄りが暴走したり逆走したりする事故ばかり。なぜならそれはめったにない珍しい例だからです。

しかも死亡事故となるとさらに少ない。「上級国民」である飯塚氏の事故がことさら大きく取り上げられたから、高齢者の自動車事故の代表みたいな話になったというだけのことです。ニュースを見たり聞いたりするときに必ず考えなくちゃいけないのは、それが珍しいからニュースになるということです。

犬が人間を噛んでもニュースにならないが、人間が犬を噛むとニュースになるというのがニュースリテラシーなんです。高齢者の暴走事故そのものもめったにないし、それによって人が死ぬ事故なんてもっと珍しいわけですね。

ふだん普通に運転している人が突然、暴走するというのは、我々老年精神医学に携わっている人間から言わせると、実は意識障害を起こしていた可能性が高い。つまり意識が朦朧としているのに体は起きている状態だから、わけのわからない運転をしてしまうということです。その時たまたまアクセルを踏んでしまうと暴走になるし、方向感覚がわからなくなると逆走になる。それだけのことです。昔のマニュアル車と違って、いまはほとんどのクルマがオートマチックだから、そういう状態でも運転できちゃうんですよ。

その意識障害の原因なんですが、年をとってくると、たとえば血糖値のコントロールがうまくいかなくなって、ちょっと強めの糖尿病の薬を飲んでいると、血糖値が下がりすぎて意識障害を起こす。あるいは昨日眠れなかったので睡眠薬を飲んだために頭がボンヤリする。それから、塩分を控えすぎて低ナトリウム血症を起こし、意識が朦朧とするケースもあります。

やはりお年寄りにあまり薬を飲ませすぎるのは危険だというような話にならないと、事故の再発は防げないでしょう。若者の暴走族のような意図的な暴走による事故なら、厳罰化すれば防げるかもしれませんが、意識が朦朧として事故を起こすのであれば、まずそういう状態にさせないことです。高齢者に薬を飲ませすぎないということも含め、根本的な対応が必要になります。ところがテレビ局はスポンサーである製薬会社に忖度して、そんなことは言ってくれません。

いずれにしても、高齢者が事故を起こすとすぐにほかの高齢者まで免許返納という話になりますが、免許を返してしまったら、あとは要介護にまっしぐらです。運転はできる限り現役で続けてください。少なくとも地方に住んでいる方は絶対に早まって免許を返してはいけません。

（2021年7月22日・2022年9月20日）

ご安心を、80代になったら誰だって認知症になります

老年精神科医という仕事をやっているといちばんよく質問されるのが、どうやって認知症を予防したらいいかということです。それが高齢者の方々の最大の悩みというわけです。しかし、とても残念なことですが、認知症の予防は少なくとも現在の医学では不可能です。

脳が老化して、アルツハイマー病の変性疾患が起こってしまうと、それによって脳細胞が他の細胞とシナプスでつながることが難しくなってくる。つまり、使いものにならない細胞がどんどん増えていくというのが、アルツハイマー型認知症のメカニズムです。

私が以前勤めていた浴風会という老人専門の総合病院では、亡くなった人の解剖を年に

だいたい１００例ぐらい行いますが、その際に脳を顕微鏡でのぞいてみると、85歳を過ぎてアルツハイマー型に変性した神経細胞がない人はいないことがわかります。あるいは画像診断をしてみると、80歳過ぎて脳が縮んでいない人もいない。だから、年をとって顔にシワがない人がいないのと同じで、認知症というのは老化現象の一つなのです。

しかし、脳の老化だとか、萎縮だとかの変性は止めようがなくとも、実用機能ということを考えたらまだまだ救いがある。たとえば、脳の状態だけを見れば、さっき言ったように85歳以上の人は全員アルツハイマー型の認知症になってはいても、テストをやってみると認知症の症状がはっきりしている人は４割しかいません。さらに、日常生活に差し支えるレベルの認知症ということになったら16％しかいないわけです。

ただ、85歳の時は４割だったものが、90歳になると６割になり、95歳になると７割を超えるというように、年をとればとるほどアルツハイマー型認知症の割合は増えていく。だから認知症の予防はできないけれど、発症を遅らせることはできる。認知症になるのが遅くなれば、寿命が同じなら認知症でいる期間が短くて済むわけです。

認知症になる前に、たとえば90歳で亡くなったら、うちの親は認知症にならないですんだということになる。認知症にならなかったというのはたいがいそういうことですから、認知症になるのを遅らせることができれば、認知症になる前に死ねる可能性が高くなるということです。

だからまず、**認知症というのは遅かれ早かれ誰でもなるものだという覚悟を決めること**です。そのうえで、認知症になるのをできるだけ遅らせる。認知症になってからもなるべく進行を遅らせる。この二つが重要なポイントになります。

具体的に言えば、軽いもの忘れが始まったとしても頭を使い続けるとか、意欲を衰えさせることなく、いま出来ていることをなるべく続けるということです。

認知症になったら一律に運転免許を取り上げることが現在の法律では決まっているわけですが、それは認知症の高齢者にとって逆効果です。ブレーキとアクセルを踏み間違えたり、逆走したりして高齢者が起こした事故が問題になっていますが、そのほとんどは認知症によるものではありません。むしろ逆です。だって、認知症になったら免許を取り上げられるわけですから、大事故のほとんどは認知機能検査にパスした高齢者が起こしていることになります。

つまりペーパーテストの成績と運転技能にさほど相関性があるわけではない。にもかかわらず、そういう思い込みが非常に激しくなっていて、そのために免許を返納してしまうと、活動範囲が狭まって、外出する機会も減ってしまう。明らかに認知症になりやすくなるわけです。

そういう意味で、いま出来ていることをなるべく続けるべきだし、頭を使うという意味では仕事を続けたほうがいい。あるいは趣味のサークルもなるべく続けること。そういうことが認知症を遅らせるためにはとても大事です。

それでも厄介なのは、人によってやはり運・不運があって、たとえば、進行がすごく速い若年性認知症といわれる病気にかかってしまうと、1、2年のうちにどんどん悪くなって、人と話が通じなくなったりしてしまう。

また、頭を使っていても、なる人はなってしまいます。レーガン米大統領とかサッチャー英首相のように、どんなに頭を使う仕事をしていても、どんなに頭がいい人でも関係ない。ただおそらくレーガンさんやサッチャーさんは、大統領や首相になっていなかったらもっと早く認知症になっていたと思いますよ。

認知症っていうのは、頭を使い続ければ続けるほど進むのを遅らせられるけれど、使い続けていてもなる人はなるということです。だとすると、ある一定以上、認知症がひどくなった場合の準備をしておくことも必要になる。たとえば老人ホームを探すとか、介護保険について検討しておくといったことです。

介護保険って、実は40歳を過ぎたら給料から天引きされます。65歳を過ぎると、今度は、年金から介護保険料を引かれてしまう。にもかかわらず、自分がボケたり寝たきりになって要介護の状態になるまでに、介護保険の申請方法とか、どんなサービスを受けられるのかといったことを事前に勉強している人はほとんどいません。なってからあわてるケースが多いのです。

さっき言ったように、認知症になってからも頭を使えば使うほど、以後の進行が遅くなります。だからデイサービスのようなところに行って、頭を使う遊びとかをすることで進行を遅らせられるわけです。

だけど、事前に準備していない人たちほど、あんなところへ行くのはいやだって言い出すから、そうなる前に、自分が認知症になったらデイサービスでどんなことをするのか知っておくとか、身の回りのことができなくなったらどこの老人ホームに入るかということも前もって決めておいたほうがいいと思います。

いまは体験入居というシステムがあるから、ちょっと入居してみて、たとえば食べ物が口に合うかどうか試してみるといいでしょう。いまは老人ホームのほとんどが、健康にいいからってやたらに薄味のものを食べさせようとします。まあ大概まずいですから、多少体に悪くたってうまいものが食べたいという人は美味しいものを出すところを探すとか、介護職員のサービスをチェックしておくとかね。スタッフには当然、いい人も悪い人もいるわけだから、それによって老後の暮らしはずいぶん違ってくる。

だから認知症になってしまったあとのサービスはけっこう用意されているので、なってしまってからどういうサービスを受けようとか、どういう老人ホームに入ろうかと考えるよりも、備えあれば憂いなしで、事前に検討しておくことが望ましい。

誰もが認知症になるのを不安がっていますが、その不安がいくらか軽くなるだけでもメンタルヘルス的にはいいと思います。運悪く進行の速い認知症になってしまってパニックになるんじゃなくて、そうなってしまった時のための対策はいっぱいありますから、ちゃんと勉強をしておくべきでしょう。

そのガイドブックとして、私も『80代から認知症はフツー――ボケを明るく生きる』（興陽館）という本を出しているので、参考にしていただければと思います。ふざけたタイトルだと思われるかもしれないけれど、認知症は本当にフツーの病気なんですよ。普通の病気なのに、特別怖い病気だと思われている点はコロナと同じです。認知症になるのをどうやって遅らせるか、認知症と診断されたらどうするか、そのためのヒント集ですので、きっとお役に立つはずです。

（2022年11月10日）

「安楽死」についての誤解、「尊厳死」のウソ

今回はYouTube「和田秀樹チャンネル」視聴者の方からのご質問にお答えしたいと思います。

「先生は安楽死についてどのような考えをお持ちですか。高齢者が増える日本では、それはあっても良い気がするのですが……」

最近、成田悠輔さんとおっしゃる著名な経済学者が「高齢者は老害化する前に集団自決したほうがいい」という非常に過激な発言をされて、問題になりました。何を考えているんだろうと呆れましたが、考えてみると、世の中には、「安楽死」という言葉を、この「成田発言」と似たようなものととらえる誤解があるのではないでしょうか。

要するに、生きていることが社会の負担になっているとか、周囲に迷惑をかけていると

か、もはや生きている価値のない人たちを早く楽に死なせてあげるのが「安楽死」だと思っている方がいらっしゃるとしたら、それは大きな間違いです。

ものすごい痛みとか息苦しさを感じる病気にかかっている患者が、医療用麻薬さえ効かず、激痛と呼吸困難でもがき苦しんでいる時、医師が、この苦痛から患者を救うのは「死」しかないという判断をして、「死なせる」という形で〝治療〟するのが「安楽死」なんです。

だから、高齢者が増えたから「安楽死」があっていいと考えるのは、全くの見当違いです。激痛とか耐え難い苦痛を伴う病気というのはそれほど多くありませんし、それ自体は超高齢社会と何の関係もない。年をとってくると、だんだん体力が衰えて、寝たきりになる人が多いというだけの話です。確かになんとなく腰が痛いとか、節々が痛むという高齢者はたくさんいますが、もうどうしようもない苦痛を訴える人って、そんなにいないんですよ。

少し前に『ロストケア』（2023年3月24日公開／日活／東映ビデオ）という映画を観ました。これは、誰からも信頼される老人ホームの介護士が、認知症になってしまった老人と、その介護のために犠牲を強いられている家族を〝救う〟ために連続殺人を犯していく話です。しかし、これは患者さん本人よりも、介護している娘やお嫁さんたちが苦しんでいるというストーリーなので、そういう状況と「安楽死」の意味を混同すべきではありません。

本当に痛くて苦しくて、医者も手の施しようがない場合には、欧米のように「安楽死」を認めてもいいと思います。しかし、質問にあったような、先のない年寄りは、長く病床にいるよりも安楽死させたほうがいいといった、誤解に基づく考え方にはちょっと賛成できません。

もう一つ、流行《はや》りの言葉に「尊厳死」というものがあります。要するに、病人を生かしておく、つまり死なせないために点滴をしたり人工呼吸器を付けたりして、まあトロトロと眠らせ続けていると、傍から見れば、確かに生きてはいるんだけど、全然反応もないし、全身チューブ（管）だらけの姿がかわいそうでしかたがない。そんなもの全部はずして自然に死なせてあげてくれというのが「尊厳死」と言われるものです。

一見、それはいいことのように思われがちなんだけれど、しかし私はあまりその考え方が好きではありません。なぜかというと、そんなふうに体をたくさんのチューブにつながれた状態の人というのは、通常、意識がないんです。にもかかわらず、もうなんだかむりやり生かされているみたいでかわいそうだという周りの人の感情的な判断で、本人が死にたいと言っているわけじゃないのに、本人の意思を無視して殺してしまうことになるのが一つ問題です。

それに、実は日本の景気が良かった頃は、誰も「尊厳死」なんてことは口にしなかったという事実があります。病人にはやはり最後の最後まで生きていてもらおうと、コロナでおなじみになった人工呼吸器を高齢者にもどんどん使っていました。つまり、どんなことがあっても生きているほうがいいんだというのが医療従事者の考え方だったんです。

ところが、だんだん高齢者が多くなり国が貧しくなってくると、そんなことしていたら医療財政が持たないという考え方に変わってきた。要するに、金がないから、治る見込みのない患者さんに手厚い治療をするのはやめようということになった。私はそれがいけないことだとは思いません。それもやむを得ないでしょう。ただ、それならそうと、正直にはっきりそう言えばいいんですよ。

医療現場では「トリアージ」ということが行われます。これは重症度や治療緊急度に応じた「傷病者の振り分け」を意味します。災害時においては医療スタッフや医薬品など医療資源が限られるので、より効果的に傷病者の治療を行うために、治療や搬送の優先順位を決めるわけです。こっちの患者さんに人工呼吸器を使ったほうが蘇生する可能性がある。このおじいちゃんは、それを使ったところでもう助からないかもしれない。そういう場合、やはり限りある医療資源は生き返る見込みのある人に使いましょう、という考え方です。

だから、仮に本人に意識がなくても「おじいちゃん、悪いけど我慢してよね」って謝るんならまだしも、「かわいそうだから死なせてあげよう」とかって論理をすり替えるべきではないでしょう。「財政が限られているから、治りそうな人から順番に治していきます。悪しからず」と正直に言えばいいじゃありませんか。

だって、コロナ禍の時はトリアージはしちゃいけないっていうことになって、いよいよ医療体制が逼迫してくると、「このままだとトリアージせざるを得ません」とか言って危機感を煽ったりしていたわけだけど、現実問題としてはコロナになる前はトリアージってめちゃくちゃ当たり前に行われていたわけですよ。

だから、きれいごとを言うんじゃなくて、「金がなくて最後まで手厚い治療ができなくなっています。そこはわかってくださいね」って素直に頭下げればいいものを、「生かしておくのがかわいそうだから」とか嘘をついて人を殺すことに、私は納得できません。

結論としては、「安楽死」も「尊厳死」も積極的には賛成できないけれども、ただ、安楽死に関しては正確な意味での安楽死なら、つまり苦痛から病人を解放してあげるための安楽死だったらまあそれも仕方がないのではないでしょうか。また、尊厳死に関しては、きれいごとですませず、事情を正直に言うべきだと、私は思います。（2023年4月4日）

お金を使う人ほど幸せな老後が待っている

年をとったら、ものの考え方を少し変える必要があります。

いつまでも若い頃の価値観でものを見たり、現役でバリバリ働いていた時と同じような考え方をしたりしていると、働かないことに引け目を感じたり、人の世話になるのは恥ずかしいと思ったりして、自分を苦しめることになりかねません。

ですから、定年退職を機会にマインドリセットをする。これまでの考え方をいったん白紙に戻す必要があると思います。

それまでの会社人生を振り返ってみると、上司の機嫌をとらなければいけなかったり、仕事をスムーズに運ぶためにみんなと仲良くしようと努力して、嫌われないようにうまく立ち回ったり、どんなに腹が立っても我慢したり、あるいは前の晩遅くまでお得意さんと付き合っても、絶対に遅刻せず定時に出社しなければいけないとか、いろんなことがあったのではないでしょうか。

定年退職したら、もうそんな煩わしい人間関係に気を遣わなくていい。もう細かいことは考えず、誰に遠慮も気兼ねもすることなく、自分の好きなように生きていいはずです。それなのに、会社勤めの気分がなかなか抜けず、人目を気にするお年寄りって意外に多いんです。

たとえばお年寄りのマスクですが、みんながしているからなかなか外せないという人がいます。誤解してほしくないのは、マスクはウイルスに感染しないためにするのではなく、他人にうつさないためにするものだということです。だから、人がいないところでは堂々と外していいんです。

そういうことも含めて、年をとったらとったなりの考え方に変える必要がある。中でも、いちばん変えなければいけないのはお金に対する考え方です。

「老後2000万円問題」といって、令和元年に金融庁が「老後の暮らしには2000万円の貯えが必要になる」みたいなことを言ったために、お年寄りはせっせと貯金に励むようになりました。しかし、これは私が長いあいだ老年精神医学をやっていて気づいたことですが、年をとって歩けなくなったり、寝たきりになったり、認知症がひどくなったりすると、人間って意外にお金を使わないですむんですよ。

家のローンも払い終わったし、子供の教育費もかからない。歩けなくなったりボケたりしたら、旅行に行く気も起こらないし、高級店で食事したいともあまり思わない。だから、特別養護老人ホームに入ったところで、介護保険を使えば年金の範囲でだいたい収まるんです。そうしたら、貯金なんかする意味がなくなるわけですよ。老後の蓄えがないからって、頑張って貯金なんかすることなかったな、と悔やむことになる。

要は年をとればとるほど、お金を持っていることの価値が減ってくるわけです。というのは、現在の法律でいくと、たとえば献身的に介護してくれた娘と、何もしないでほったらかしにしていたバカ息子がいたとしても、遺産相続は平等です。遺言を書いたって、その内容に関係なく、遺留分といって、配偶者や子供などの法定相続人には法律で定められた遺産の取得分が最低限保障されているので、何もしてくれなかった子供も同じように遺産を相続できるわけです。

ここで大事なのは、実はお金を持っていても幸せな晩年を送れるわけではないということです。私はこれを「**金持ちパラドックス**」と呼んでいます。

たとえば奥さんが先に亡くなってしまい、その後、近所の小料理屋の女将と仲良くなって、再婚して晩年を共に暮らそうと決めたとします。これが財産のない家であれば、子供たちも「お父さん、よかったじゃない。幸せになってね」と祝福してくれるでしょう。介護もその女性がしてくれるだろうし、誰も反対しません。

ところが、億単位の貯金があるとか、家を売ったら少なく見積もっても2億になるとかいうことになると、「そんなの財産目当てに決まっているじゃないか。あんな女と結婚するなんて、僕たちは絶対に許さないからね！」と反対されて、結婚もままならないことだってあり得るわけです。だから、財産を持っていたところで、逆に子供たちのいいようにされてむしろ不幸になるケースも少なくない。

仮に認知症になってしまって、子供たちに成年後見制度というのを使われてしまうと、自分で買いたいものがあっても買えなくなります。財産の処分はすべて後見人である子供が行うという制度ですから。結局、財産なんか残したところで、晩年に子供たちが大事にしてくれるとは限らない。

それから、よくある話だけど、もう家を売って高級老人ホームに入ることにしたとしましょう。その場合、老人ホームというのは原則的には所有権じゃなくて、亡くなるまでの使用権なんですね。だから、5億円の老人ホームを買っても、毎年だいたい10年償還のところが多いから、10年経ったら財産価値はゼロになるんですよ。

そうすると、相続できる遺産が5億減っちゃうわけだから、高級老人ホームに入りたいと言っても子供たちに反対されることもけっこうある。結局、自分のために財産を残しておいたとしても、子供たちの出方によっては自由に使えず、幸せな老後を送れるとは限らないわけです。

だから、年をとったら、お金というものに対しての考え方を改める必要がある。お金というものは、持っているだけではだめで、それより使うことに価値があるんです。たとえば、「百貨店でブランド品を買いまくったら、フロア主任まで出てきて店員みんなで下へも置かないおもてなしをしてくれるし、子供や孫たちに金をバラまいたら、一族みんなで「おじいちゃん、おばあちゃん」って寄ってきてくれるわけですよ。

資本主義の世の中は金を持っている人間ほど偉いって勘違いされているけれど、お客様は神様というくらいで、金を使う人間のほうがよほど偉いんですよ。要するに金を使うかどうかです。死ぬまで金を貯め続けるなんて、これほどバカなことはない。

莫大な遺産があると何が起こるか、もう一つ教えましょう。子供たちが喧嘩を始めるんですよ。

子供たちには奥さんがいるし、女の子なら夫がいるから話がややこしくなる。お父さんの介護をしたのは私だとか、うちはわざわざ近くに引っ越してあれこれ面倒をみていたとか、家業を継いだのは俺だとか、それぞれ主張して財産の取り合いになる。

財産さえなければ、そんなことは起こらない。だから、金なんて残さないのがいちばんです。金は使うものだというふうにマインドリセットして、みんながお金を使うようになればいいんですよ。何よりもいいのは、そうすれば景気が良くなることです。

いま、**個人金融資産は日本中で2000兆円あるんですけど、その6割以上は60歳以上が持っているんです。**みんなでその金を使うようになったら、いっぺんで景気が良くなります。

でも日本のお年寄りはみんなお金を使おうとしないし、企業のほうも、どうせ金を使わないだろうと思うから、お年寄り向けの車やパソコンを開発しようとか、お年寄り向けの家を作ろうとか考えません。せいぜいバリアフリーの家を建てるくらいでしょう。

だから年をとったらお金を使いましょう。というのは、死ぬ間際に残るのは思い出しかないからです。

あの時、ああすればよかったとか、こうすべきだったとか、後から悔やんでも、ある年齢以上になったらできなくなることもありますからね。夫婦で世界一周の船の旅に出るとか、退職金でヴィンテージ・ギターやポルシェを買うとか、若い時にあこがれたものを手に入れればいいんです。会社員でポルシェを乗りまわしたりしていると何を言われるかわからないけれど、もう辞めたんですから、何か言われる筋合いはありません。

　お金は持っているだけでは価値がない。使ってこそ価値があり、幸せになれるものです。年老いてから貯めこんでいても何にもなりません。使っているからこそ毎日が楽しい。金を貯めるのは不幸のもと。そう自らに言い聞かせて、ぜひ幸せな老後をお過ごしいただきたいものです。

（2022年10月18日）

第4章

自分の心と向き合う

「脳の思い込み」をコントロールすればストレスは減る

ストレス社会と言われるようになってから、もうずいぶん経ちますが、2015年からは従業員50人以上の職場で「ストレスチェック」が義務化され、労働者のメンタルヘルスに対する社会的関心が高まっています。

「ストレスチェック」とは、会社外部の医師や保健師の指導によってストレスに関する質問票に答え、従業員一人ひとりの状態をチェックし、「高ストレス」と診断された人に精神科の受診を勧める制度です。ストレスの度合いが高いと、心と体の健康に害と悪影響を及ぼし、将来、うつなどの心の病になる恐れがある。そうしたメンタルの不調を未然に防ごうという考え方です。

この考え方は正しいと私は思っています。多くの人は健康診断を受けて、たとえば血糖値が高いとか、大腸にポリープがあるとか言われると、あわてて医者に行きますよね。ところが、一般的に体の健康診断には関心が高く、検査結果に一喜一憂するのに、ストレスチェックで高ストレスと診断されても、まあこれくらい大丈夫だろうとたかをくくって、医者にかかろうとしない。心の健康には無頓着な人が多いのです。

厚労省や我々精神科医の考え方としては、ストレスチェックをするのは、症状が悪化する前に早めに医者にかかってもらおうということです。体の病気と同じく、早期発見、早期治療が大事なわけです。

十数年前の一時期、内閣府が「お父さん　眠れてる?」というポスターを制作して、眠れないのはうつの兆候だから、不眠症状が出たらなるべく早く医者に診てもらいましょうというキャンペーンを行いました。これは、うつ病を悪化させるリスクを減らし、自殺を予防しようという目的からです。結果的にそれが功を奏し、10年連続で自殺者が減少しました。およそ3万5000人もいた自殺者が2万人ぐらいにまで減った。やはり早めの治療は非常に効果があるんです。

だから、ストレスチェックだって、医師の面接指導が必要と評価されたら「そんな大げさなことしなくても」なんて思わず、積極的に治療を受けてほしいと思います。

ただ、ストレスという言葉にはいろいろな誤解があります。一つ理解してほしいのは、「ストレス」というものと「ストレッサー」とは違うということです。たとえば職場にいやな上司がいるとか、仕事のプレッシャーに耐えられそうもないとかいう場合、上司や仕事は、あくまでストレスの原因となる「ストレッサー」にすぎません。

ストレスというのは、たとえばその上司をどう感じるかによって生じるものです。別の人にとっては、大して気にもならない平凡な上司かもしれません。それを**脳がストレッサーと捉えることによって生じる心の歪みが「ストレス」と呼ばれるものなんです。**

だから、モノの見方が楽観的な人にはどうということもないのに、自分自身をすごく責めてしまう人だとか、あるいは完全主義の傾向がある人はプレッシャーを感じ、同じようなことがその人にはストレッサーとなってストレスを感じてしまう場合があります。

ほとんどの場合、ストレスというものは脳の情報処理のミスで起こります。言い換えれば**ストレスの9割は脳の錯覚です。**くわしくは私の『ストレスの9割は「脳の錯覚」』(青春新書)という本をご覧いただきたいのですが、簡単に言ってしまえば、モノの見方を変えると生き方がずっと楽になる、うつ病になりにくくなるということです。

現代社会の問題点の一つは、心にとって負担になる考え方を、マスコミやテレビが視聴者の脳内に日々インプットしていることです。

たとえば、それまでお茶の間の人気者だった芸能人が、不倫騒動などの不祥事を起こすと、一夜にして好感度タレントから下劣な恥知らず、あるいは稀代の悪女に転落してしまう。でもそれは、１日で人格がガラッと変わったわけではない。ある面ではいい人なのに、ある面ではちょっとだらしないところがあるというだけのことです。だから、本当はそういう見方をすべきであるにもかかわらず、マスコミは一つの不祥事でその人を全面的に否定してしまう傾向があります。

これには二つの原因があって、一つは正義か悪かの両極端でしかものごとを判断せず、その中間が考えられない「二分割思考」によるものです。そういう思考をする人は、自分の味方だと信じていた人が、ちょっと自分を批判しただけで、「こいつは裏切り者だ、俺の敵だ」と思い込んでしまう。そのうちに周りが〝敵〟だらけになって、どんどん落ち込んでいく。そうするとうつになりやすいんです。

もう一つは「かくあるべし思考」によるものです。たとえば、人間はすべからくものごとに真摯に向き合わなければならないと考える。一種の完全主義者なんですが、だけど、どんなに真剣に仕事に取り組んでいても、誰だってミスを犯すことはある。それなのに、他人のミスが許せずに責め立てたりすると、自分のミスも許せなくなって、仕事上のプレッシャーやストレスを人一倍、感じるわけですよ。だから、「**かくあるべし思考**」の人もうつになりやすい。

テレビのワイドショーは、こういう思考も助長しているように思えます。テレビのモノの見方というのは、多数派の考えや社会の風潮に従わない人を徹底的に責める傾向がある。たとえばコロナ禍のご時世では、マスクをしていない人を糾弾するとか、あるいはちょっと人を集めて酒盛りをしたら悪しざまに批判する。それどころか渋谷の街の人混みを歩いているだけで、「この人たちはコロナに対する意識が低い」と言われるくらい、同調圧力が強くて、善か悪かの二つに分け、「かくあるべし思考」を世間に広めました。そのせいで、国民はコロナに対していよいよストレスを感じるようになってしまった。

問題は、人間のストレスを高めてしまう思考パターンからいかに脱却するかです。つまり、いろいろな角度からモノを見るようにする。他者に対しても、良い人か悪い人か、優しい人か厳しい人か、自分に対して好意的か冷淡かのように二者択一的な見方をするのではなくて、点数を付けてみるんです。

たとえばこの人は、正直という意味では満点に近いけれど、ちょっとズルいところがあるから、90点かなとか。この上司は仕事に関してやたらにうるさいけれど、自分に対して好意的という意味では70点は付けられるかな……といったように、グラデーションでモノを見る習慣をつけるといいのではないでしょうか。

これは別の言葉で「認知的成熟度」とも言います。認知的に成熟していない人ほどものごとを善か悪か、イエスかノーかの両極端で見るんです。

例えば、ちょっと飲むぶんには薬になるけれど、大量に飲んでしまうと毒になるものって、子供には量の加減がわからないから、子供の手の届かないところに置く。だけど、子供がだんだん成長してモノがわかるようになってきたら、「これはちょっと飲む分には体にいいけど、たくさん飲むと毒になるから飲んじゃダメだよ」と教えれば、大人の言うことを理解して言いつけを守ることができるわけです。そうやって認知的に成熟してくると、これくらいなら大丈夫、これくらいになるとちょっとマズいという量の加減がわかる。

人を見る時も同様で、世の中には１００点と０点の人しかいないわけじゃない。85点の人もいれば、60点、40点の人もいるというようなモノの見方をすれば、多少問題のある人だったとしても、これくらいの失点・減点はやむを得ないという発想になるわけだし、そうすれば他人に寛容にもなれる。**何より大事なのは、自分にも寛容になれるということです。**

自分に対していつも１００点でいなければいけないというのはものすごいプレッシャーです。融通の利かない思い込みや脳の錯覚から解放されて、少しでもストレスの少ない生活を送るようにしてください。

＊

「二分割思考」「かくあるべし思考」以外にも、ストレスが溜まりやすい思考パターンをいくつか私は提唱しています。以下に列挙してみましょう。

「真実は一つ」思考　たとえばコロナ自粛は続けるべきか否か、ワクチンは打つべきか否かについても、本当のところ、答えはわからないわけです。たとえば、日中戦争における南京大虐殺といわれるものが本当にあったのかどうか。中国共産党は30万人殺されたと主張するかと思えば、そんなものはなかった、犠牲者はゼロだと言う人もいる。「いろんな説があって真相はわからないけれど、まあゼロから30万人のうちのどれかだろう」みたいに受け止める人はストレスを感じにくい。正解は一つしかないと信じ込んでいると、それが間違いだったということになって自説が覆された時にガックリきてしまいます。

「前例踏襲」思考　そのやり方は前例にない、わが社ではこれまでこうやってきたのだから、あなたも同じようにしなさい——そんなことを言われたことのある人も多いのではないでしょうか。しかし、世の中はどんどん変わっています。これまでのやり方が必ずしも正しいとは言えません。ビジネスならなおさらです。古いやり方が通用しなくなって、新しい方法を試してみたら思ったよりうまくいった、というようなこともあるでしょう。前例にとらわれず、やってみなければわからないという思考パターンに変えてみましょう。

「みんなにどう思われるか」思考　ここでこんなことを言ったらみんなに嫌われるんじゃないかとか、上司である自分が安い料理を注文してしまったら、若い人たちが遠慮して高いメニューを頼めなくなるんじゃないかとか、何かと周囲を気にする人がいます。マスクをしていないとどう思われるか。きょうは暑いし、熱中症になるくらいだったらマスクを外したいのに、まわりの人たちがみんなマスクをしているから外せない。それではストレスは溜まる一方です。自分は自分、他人は他人と思えるようにしましょう。

「今やらなきゃ」思考　「いつやるか、今でしょ」と言ってテレビの人気者になった人がいますが、私みたいに「そのうちやればいいや」と考えている人間はあまり売れないみたいです（笑）。でも「今」でなくても、最終的にできれば御の字でしょう。やり終えられなかった仕事は明日に回せばいい。いずれはかどる日があって、最後に帳尻があったりするものです。「今やらなきゃ」と自分にプレッシャーを課すのはストレスの元です。

「完全主義」思考　たとえばレポートを出すにしても、100％まで完全に仕上げなければいけないと思うとすごく疲れる。でも、まあ70、80％できたと思ったところで提出すれば、ここはダメだよって多少は直されるにしても、そのほうが仕事は早くすみますよね。一カ所も直されてはいけないと考えることがすでに、さっき言った「みんなにどう思われるか」思考なんです。直してもらってそれで仕事が終わるなら、それでいいじゃないかと思えるかどうかが大切です。

「そういうものだ」思考　これは「真実は一つ」思考と似たところがあるんですが、世の中にはいろいろあるのだから、何かあってもそのまま受け入れる。たとえば、多くの人がメタボはまずいとか、タバコはよくないとか決めてかかっているけれど、世の中の風潮や常識はその時々で常に変わる。たとえば、昔は「マーガリンは体にいい」って言われていたんですよ。だけど、マーガリンのトランス脂肪酸が体に悪いということになって、消費者離れが起こった。でもこれだって、ずっと続くかどうかわからない。後々答えは変わっていくかもしれない。人は何千年も「働かざる者、食うべからず」と言ってきたわけですが、人類史上初めて、仕事はロボットがすべてやってくれる時代を迎えようとしている。いまや、そんな古いことを言う人はかえってジャマ者扱いされることになりかねない。世の中はそういうものです。

「過去がどうか」思考　過去のことを悔やんでばかりいると、当然ストレスは溜まります。

ああ、なぜ昔あんなことをしてしまったのだろうとか、あの時、あんなことを言わなければよかったとか、いくら後悔したって、いまさら変えようがない。それより、これからどうすべきかを考えたほうがずっといい。

かと言って、逆に、年をとってやたらに「昔モテた」自慢をするのも禁物。現状にストレスを抱えていると、ついつい「俺も昔は……」と過去に逃避したくなる。学歴をひけらかすのもNGです。私も東京大学を出ているんですが、落ち目になってくると、どうしても「これでも将来を嘱望されていたんだ」「東大出てるんだ」と昔の栄光にすがりたくなる。昔の自慢をするようになったら終わりです。大事なのはこれからです。

＊

コロナのせいでストレスまみれになっているうえに、外出を我慢して家に閉じこもっていたので、脳のコンディションも悪くなってくる。太陽に当たらないとセロトニンが減ってイライラしやすくなるから、自粛警察のような「かくあるべし」思考がさらにひどくなる恐れもあります。正しく行動し、未来志向で考え、ストレス社会を賢く生きるよう心がけましょう。

（2021年6月22日・9月7日）

みんなに嫌われないように気をつかうなんてバカバカしい

「みんなに好かれなくていい」というのは、生きていくうえで非常に重要な考え方です。

私自身、ずっと感じていることですが、ＹｏｕＴｕｂｅでもフェイスブックでも何でもいいけれど、たくさんの人に「いいね」って言ってもらおうとすると、どうしても、自分の言いたいことよりも、毒のある言い方を避け、他人に気に入られそうなことを言って、自分をよく見せようとすることになります。

みんなに好かれようとすると、熱狂的なファンを求めるより、嫌われないことのほうが大事になってくるわけです。

何かに取り組む時に、「……するべからず」という感じでことに当たるのか、それともやりたいことをやろうという気構えでやるのかで、生き方はまったく違ってくる。

私のＹｏｕＴｕｂｅチャンネル一つとってみても、一度見ただけで「もう二度と見るか」っていう人だってたくさんいるはずですが、「ずいぶん言いたいことを言っているな、過激だな」と思って、かえってファンになってくれる人もいる。だから続いているわけです。多少旧来の説とは違ってもやはり自分の経験に基づいていたり、エビデンス（根拠）のある独自の考えを披露したほうが、リピーターがつくのではないでしょうか。

たとえば、誰もが口をそろえて言っていること、テレビのコメンテーターのようなあたりさわりのない意見――たとえばコロナは怖い、マスクをしましょう、緊急事態宣言をもう一度出したほうがいいみたいな話ばかりだと、「ここでもまた同じことを言っているのか。もう聞き飽きたよ」とチャンネルを替えられてしまうのがオチです。

だから、みんなに好かれなくていいんです。そもそも誰からも好かれることなんてありえない。人間は一人ひとりみんな違いますから、どんなに気をつかおうと、嫌われる人は嫌われます。

他人を傷つけるような発言は慎もう、反感を買うようなことは言わないようにしようと決めたからって好かれるわけじゃない。「この人は無難なことしか言わないな。腹の中で何を考えているかわかったものじゃない。こいつには気をつけたほうがいいな」って嫌う人もいるんです。なるべく最新の情報や知識を伝えようと努めたり、世の中の不正や理不尽さを知ってもらおうと頑張ってみても、「知識をひけらかして嫌味なヤツだ」とか、「正義の味方ヅラして、鼻持ちならないな」みたいに思われてしまうこともある。誰にも好かれること自体がもともと無理な相談なんです。

私の言うことが必ずしも正解とは限りませんが、長いあいだ精神科医をやっていて、人生観として一つ身に付けておいたほうがいいなと思うことは、とにかく「迷ったらやる、迷ったら言う」ということです。つまり、こんなこと言っていいんだろうかとためらったとしても、とりあえず口に出してみるわけですよ。

録画配信のYouTubeだと、あとから炎上するのかもしれませんが、一対一で向き合っている場合は、たとえば、「いまのコロナ自粛は行き過ぎだ」と思っていても、それに対して相手がどう思っているかわからないと、つい言葉を濁してしまうことがあるかもしれません。はっきり言葉にしてしまうと、時には反論され、嫌われることもあるでしょう。でも、口に出さないことには相手がどう考えているかはわかりません。

そういう時に思い切って話してみたら、「実は俺もそう思っていたんだよ」と共感してくれるかもしれない。逆に、「お前、何て不謹慎なことを言うんだ。老人がこれだけ死んでいるんだぞ」とすごい剣幕で怒鳴りつけられることもあるでしょう。そうしたら、謝ればいいだけのことです。

「そうだね、確かに死者が出ているんだから予防対策は必要だよね。でも、あまり行動を縛るのもどうだろう、自由も大切な気がするんだけどなあ」みたいな話にもっていって、一応相手の言い分も認めればケンカにはならない。ただ、言ってみないと相手が共感してくれるか怒り出すかはわからないんです。だから、頭の中であれこれ迷っているより、「言ってみる」「やってみる」ことが一つの答えになる。

結局、こんなことをしたら嫌われる、こうすれば好かれる、あるいは気になる女性に好かれるためにはどうするかなんて考えているよりも、とにかく行動を起こしてみないことには相手の気持ちはわからない。どんなリアクションが返ってくるかは読めません。

どうも人間をある集合でひとくくりにして、そこに属する人はみな同じだと考えてモノを言う人が多いような気がします。

たとえば、高齢者に免許を返納させようという声が高まっていますが、高齢者だって全員同じではありません。お年寄りでも運転の上手い人もいれば、安全運転の優良ドライバーもいるわけです。あるいは、東大の出身者はみんな賢いと思われがちですが、なんでこんなバカが東大を卒業できたんだと呆れることだってあります。私もその一人かもしれませんが。

当然のことながら、人間は、みんな一人ひとり違います。だから、同じことを言っても相手によって反応は一律ではありません。それぞれ考え方が違うからです。考えることが誰も同じなのであれば、みんなと同じことを言っていれば、批判されることはない。つまり他人に同調して、自分の言いたいことをガマンして口にしない限り、嫌われることはないかもしれません。

だけど、人間は同じではない。自分とは違う他人の気持ちを知るためには、こちらから何らかのアクションを起こしてみることです。そうして相手の反応を見て初めて、「ああ、この人はこういう人なのか」ということがわかります。

そしてもう一つ、人間というのは、ちょっと気に入らないことを言われたからって、そのことをいつまでも根に持つほどヒマじゃありません。確かに、たとえば在日外国人に対してヘイトスピーチのようなことをしたら、一生恨まれ続けるようなことはあり得ます。そういう微妙な問題が存在する場合、なるべく地雷は踏まないほうがいいでしょう。あるいは、相手が深く傷ついてトラウマになりそうなことは言わないに越したことはない。そうでない限りは、一時的に嫌われたり恨まれたりしても、人はいずれ忘れてくれるものです。

そう考えることはメンタルヘルス的にもいいんです。相手の耳が痛いことや、言いにくくいことでも、あえて言わなければならない場合も時にはあるでしょう。けれど、いずれわかってくれるかもしれないし、そうでなくても、時が来ればいずれ忘れてくれる。そう考えれば、わりと言いたいことが言えるものです。嫌われることを恐れて黙っているのは損でしかありません。

最後に――本音を言わない限り、自分を好きになってくれる人はいません。みんなと同じ無難なこと、コロナは怖いねというような、毒にも薬にもならない話をする人に、魅力を感じる人がいるでしょうか。

あなたが美男もしくは美女であって、ルックスが抜群にいいのであれば、そっちのほうで好きになってくれる人はいるかもしれないけれど、話の内容で好かれようと思ったら、「この人の言うことはちょっと変わっていておもしろいな」「そういう考え方もあるのか。なるほどね」みたいな感想を抱かせないと、なかなか難しいでしょう。

みんなに好かれるというのは、実際問題として不可能です。それよりも、わかってくれる人にわかってもらう、それほど大勢でなくても、自分のことを好きになってくれるコアなファンや特定の支持層、味方をつくるほうが絶対に現実的だし、賢明なやり方です。だから、言いたいことを言ったほうがいい。
「みんなに好かれる必要はない」と思えるだけで、あなたの前には幸せが待っています。
（2021年4月22日）

世の中で一番多い心の病、依存症にご注意を

皆さんは世の中でいちばん多い心の病、精神障害って何だと思いますか。うつ病でしょうか、統合失調症でしょうか。あるいは最近はやりの適応障害とか、トラウマによるPTSDとかいろいろありますが、いちばん多いと思われるのは……実は依存症です。

ある統計によると、アルコール依存症が国内でおよそ200万人。軽症の人を含めたら500万人という説もあります。タバコをやめられないニコチン依存症が1400万人。それからパチンコを主としたギャンブル依存症が200万人から1000万人いると言われています。

そして、いかにも現代的なのがインターネット依存症で、2012年の統計（当時のスマホの普及率は2割程度でした）では270万人だったのが、スマホの時代になってそれが

5倍ぐらい増加したという説もあります。少なくともスマホが手離せないという人がおそらく2300万人いるという話もありますから、そういうスマホ依存症を含めると、なんらかの依存症の人は日本全国に最大で5000万人ぐらいいると考えられます。

ところが厄介なのは、それらの依存症が病気とは思われていないことです。たとえばスマホが手離せなくて、手もとにないとイライラするとか、あるいは仕事中もついついスマホを見てしまう。これは我々精神科医から見れば明らかに依存症ですが、そんなの当たり前じゃないかって思っている人が多いのです。

でも、それが依存症かどうかは簡単に判断できる。授業中にスマホを見ていて先生に取り上げられたりするとすごくイライラするとか、スマホの画面が見られないと不安になったりするとしたら、それはもう立派な依存症です。

アルコール依存についても昔は、連続飲酒といって昼間からお酒を隠れて飲んだり、仕事中も飲まずにいられなくなったりして、「社会的廃人」と呼ばれるレベルの人を昔は依存症と診断することが多かったけれど、最近のアルコール依存症の診断基準でいくと、アルコールに対する「耐性」ができてしまって以前より多い量を飲まないと酔えないとか、きょうは2合でやめておこうと決めながらついつい3、4合飲んじゃうとか、そういう依存症の診断基準にある11項目のうち2つが当てはまったら依存症とみなしましょうということになっています。

あとで説明しますけど、なんでたった2項目で依存症とみなすかっていうと、5つも6つも7つも満たすようになってからでは、治療がすごく難しくなるからなんです。つまり、まだ症状が軽いうちに治療をしないと手遅れになってしまうから、診断基準を割と厳しくする傾向にあります。

本人は気づいていなくても、実は依存症だということは意外に多いんですが、さらに周りの人たちも依存症だとは思っていないケースも多々あります。たとえば、なかなかタバコをやめられない人がいた場合、ニコチン依存症だとは誰も思わないで、「あいつは意志が弱いよなあ、ついこのあいだやめたって言っていたのに、また吸っているよ」と、「意志が弱い」からやめられないのだと思われている。

それから、有名な芸能人やミュージシャンが覚醒剤に手を出して逮捕されたというニュースをよく耳にしますが、初犯の場合はだいたい執行猶予がつきますから、謝罪会見を開いて、「もう二度と致しません」とか平謝りしながら、またまたつい手を出して逮捕され、テレビのワイドショーでさんざん悪く言われることがしょっちゅうあります。

そういう時、ほとんどのコメンテーターは「二度もファンを裏切るとは、なんて意志の弱いヤツだ」とか「あれだけ周りが応援してあげていたのに、残念ですね」とかといって攻撃するわけですが、私ども精神科医から見たら、覚醒剤なんて依存症になりやすい最たるもので、なかなかやめることができないものなのです。

覚醒剤を1回やっちゃうと、たとえ10年間、本当にやめていても、突然またやりたくなっちゃうことがあるくらい依存性の強い、怖い病気なわけです。だから、**意志が弱いから再び手を出してしまうんじゃなくて、依存症になると脳のメカニズムが変わってしまうから再び手を出すのです。**「プログラムが変わる」という人もいます。**僕ら精神科医からすると、意志が弱いのではなくて、意志が破壊される病気が依存症です。**

我慢する能力が破壊されるから、我慢できなくなっちゃう。我慢しようとしても、薬物を使用した時の快楽をもたらす依存性物質ドーパミンがドッと放出されるので、やめたくてもやめられない。

だから、依存状態をやめようとしない人もいるけれど、依存症とは基本的にはやめたくてもやめられない病気だと言うことができます。スマホばかりいじっているせいで成績が下がっているのに、いつのまにかスマホを手にしているとか、あるいは今日ぐらい酒をガマンしないと、最近飲みすぎでもうフラフラだとわかっているのに、つい飲んでしまう。そういった「やめられないとまらない病」とでもいう病気です。

もう大昔のことだから若い人は知らないかもしれないけれど、植木等が歌って大ヒットした「スーダラ節」に、「わかっちゃいるけどやめられない」という歌詞がありました。まさにあの歌のとおりなんです。

ところが、いまのところまだ会社もクビにはならず、なんとか仕事を続けられてはいても、依存症の怖いところは、多くの場合どんどんエスカレートしていくことです。ついにはスマホをチラチラ見ながら運転して事故を起こしたり、勤務時間中に酒くさい息を吐いてクビになったりして、意志の弱いダメなやつだと決めつけられ、社会不適応のレッテルを貼られることになりかねない。

日本の場合やっかいなのは、依存症を病気だと思っている人が少ないから、海外では多くの国で禁止されているお酒の広告が野放しになっていることです。ビールの缶を「プシュッ!」と開けて、おいしそうにゴクゴクっと飲んで「うまい!」とひと言。こんなものを見たらせっかくアルコールをやめているのに、ついつい飲みたくなってしまいます。しかも日本では24時間アルコールが買える。

深夜、ビールを飲みながらテレビでサッカーとか観戦していて、ふと気がつくとビールがなくなっていても、コンビニに行けばいくらでも手に入ります。確かに便利なことこのうえない。しかし、それではアルコール依存症を助長するばかりです。海外に旅行された方はご存じだと思いますが、たいがいの国では夜11時以降はお酒を売ってくれません。

TVコマーシャルに対しても日本ほど寛容な、言い換えれば甘い国はありません。いくら商売だからって、飲酒シーンの広告を四六時中流しているのは世界から見れば非常識そのものです。禁酒しているのに、コマーシャルを見てお酒を買いに走ってしまった場合、責められるのはその人の意志の弱さだけで、依存性の高い商品を、悪魔のささやきよろしく宣伝しているメーカーはまったくお咎めなしです。

確かに覚醒剤をやったら逮捕されますよ。売り手はもっと重い罪です。だけど、お酒やパチンコ、ゲームをやめられなくたって逮捕されることはありませんから、簡単に手を出してしまう。「わかっちゃいるけどやめられない」というわけです。でも、パチンコなんかだと、たとえ逮捕されなくたって、破産して人生を台無しにしてしまう恐れがあります。

私の知るケースでは、生活保護を受けていながら、月に17万円ほど支給されるお金を引き出すやそのままパチンコ店に駆け込んで、3日くらいで使い果たしてしまう。その後は翌月まで1カ月近くほとんど飲まず食わずです。それなのに、翌月の保護費が入ると食べ物も買わずにパチンコにつぎ込んでしまう。もう完全に本能が崩壊された状態になっているわけです。

依存症というのはそれほど怖い病気なんです。だから、パチンコの換金は禁止するとか、アルコールの宣伝・販売を制限する、少なくとも飲酒シーンは全面的に禁止すべきだと私は思います。

もう一点、依存症が病気であることが明確に意識されていない弊害の一つに、依存症の治療施設がほとんどないことが挙げられます。「ウチの子はスマホを10時間も手離しません。どうしたらいいでしょう」というような相談を受けると、私は「スマホを取り上げなさい」と答えます。そうすると、「取り上げると泣きわめいて手に負えません」というような話になる。これはもう立派なスマホ依存症ですから、治療施設に入れなければどうしようもありません。

それなのに日本に治療施設が無きに等しいのは、基本的に病気だと思われていないからでしょう。「意志あるところに道は開ける、精神一到何事か成らざらん」という精神論が支配しているからです。

日本では、依存症のトリガーになる恐れのある派手な広告があふれている一方で、いざ依存症になった時に頼れる治療施設がないために、一生苦しむことになりかねない。お酒の量が増えている人、スマホがないと不安で仕事中もチラ見してしまう人は、すでに依存症の一歩手前です。軽いうちならともかく、重症になると自制がきかなくなります。くれぐれもご注意ください。

ただ、残念ながら依存症というのは、治療施設があっても治せないことが少なくない怖い病気です（もちろん、医療施設がないよりあるほうがずっとましですが）。ある種の人には手を出さないことしか、予防法はありません。だから、政府がなんの規制もしないことや無責任な広告の垂れ流しに腹が立って仕方がないのです。

（２０２２年12月15日）

孤立した人と多数派《マジョリティ》とを扱う真逆の心理学

「心理学」という言葉からどんなことを思い浮かべるかと聞いてみると、意外に人によってイメージが異なる場合があります。

いまはあまり見かけませんが、ひと昔前は、郊外のドライブインのようなレストランのテーブルに〝なんとか心理学〟とかの器械が備え付けられていて、100円玉をカチャンと入れるとおみくじみたいなものが出てきて、クイズ形式で「こちらの分かれ道を選んだ人はこんなことを考えています」というようなことが書かれていたりしたものだから、心理学ってなんとなくいかがわしいものというイメージを持たれている方もいるでしょう。

一方で、中学や高校の時にいじめにあって不登校になり、スクールカウンセラーに話を聞いてもらったりした経験のある方は、心理学というのはカウンセラーの仕事だと思っていらっしゃるかもしれません。

広い意味で言えば、どちらも正解です。多くの人は気がつきませんが、心理学には大きく分けて二つあります。

一つはおみくじの〝なんとか心理学〟のもとになっていると思われる「実験心理学」です。たとえば「アッシュの同調実験」という有名な実験があります。これは1956年にアメリカの心理学者ソロモン・アッシュが行ったもので、最初に1本の直線を見せ、次に3本の直線を見せて、最初に見たのと同じ長さの直線を選ばせる。そうすると、ほぼ100％近い被験者が正解を言い当てます。

ところが、次にその被験者以外すべてニセ者の被験者（サクラ）と一緒に実験を行い、そのサクラたちが全員わざと間違った回答をすると、本物の被験者は全回答の37％でその間違った回答に同調した。被験者ごとに見ると、75％の被験者が少なくとも1回は同調してしまいました。

つまり人間というのは、自分以外の全員が違うことを言うと、自分が間違っていると思い込んで、他の人の意見に同調してしまう。あるいは自分が正しいと思っていても、多数派の意見に同調してしまう傾向があるということがわかる。そういう実験を通して人間の心理傾向を調べるのが「実験心理学」です。

もう一つ、イェール大学のスタンレー・ミルグラムという人が1961年に実施した有名な「ミルグラムの実験」というものがあります。これはナチスの幹部だったアイヒマンの裁判における証言に関連して行われた、通称「アイヒマン実験」と呼ばれるものです。

被験者には「体罰と学習効果の測定」と説明し、隣室にいる生徒役が回答を間違えると「疑似電気ショック発生器」で電気ショックを与え、間違えるごとにボルト数の目盛りを上げていくことを要求します。

もちろん機械は偽物で、生徒役に本当に電流が流れるわけではありません。生徒役は被験者に聞こえるようにうめき声や叫び声を上げて苦しむふりをするのです。被験者たちは自分たちがだまされているとも知らず、最もショックの少ない15ボルトから、徐々に15ボルトずつ目盛りを上げて電気ショックを与えようとし、最終的に65％の被験者が相手が無反応になるレベルの最大限の電圧である４５０ボルトまで電流の目盛りを上げる結果になりました。

このように、人間というのはある状況に置かれると、人の命にかかわるような残酷な拷問もするわけです。しかもそういう人は決して少なくない。これは「社会心理学」というんですが、ナチスの時代にドイツ国民が何であんなに残酷なことができたのかといえば、やはり周囲は間違っていると思っても、ついつい多数派に合わせようという気持ちが働く、つまり同調してしまったからです。あるいは、これは任務だからと言われると、任務遂行のためには残酷なことがけっこう平気で出来てしまう。

そういうことを実験心理学は研究するわけですが、しかし、実験で得られた結果やデータは、一般にそういう傾向があるというだけで、もちろん、例外もたくさんあるわけです。さっきの「アッシュの同調実験」でも、全く同調しなかった被験者が25％いたわけだし、回答のすべてで同調した、主体性のまったく見られない被験者はいませんでした。

あるいは「ミルグラムの実験」では35％の人が、生命の危険があると言われた電気ショックを与えることはさすがに躊躇してやめたわけで、全員が残酷なことをしたというわけではありません。

ですから、「子供の7割はほめたほうが成績は伸びる」という実験結果があったとしても、なんでもかんでもほめればいいというものではないでしょう。逆に言えば、残りの3割はほめたって成績は上がらない。ということはむしろ叱ったほうがいいのかもしれない。

あなたのお子さんがその3割に入っているとしたら、いくらほめても増長してかえって勉強しなくなってしまう恐れがある。逆に厳しく叱責すると反発して猛勉強するようになることだってあり得ます。

だから、実験心理学でわかることというのは絶対的なものではない。危険なのは、多くの例外を無視して、その結果から人間とはこういうものだと決めつけてしまうことです。

一方、「臨床心理学」というのは、心を病んだ人に対して、どういう接し方をすればその人の心が軽くなるか、どうすればうつ状態から脱することができるか、あるいはトラウマを抱えている人が少しでも楽になるにはどうしたらいいかというようなことを研究する学問です。

したがって、臨床心理学にはさまざまな種類のものがあります。たとえば有名なフロイトの精神分析というのは無意識を掘り下げていく。コフートという人の「自己心理学」は患者の自己愛を満たしてあげることで心の健康を取り戻す。ベックが始めた「認知療法」はものの見方を変えさせることでうつなどの心の病から解放する。そういういくつものやり方があります。

ここで気をつけなければいけないのは、カウンセラーが対象とするのは、だいたいがマジョリティ（多数派）とは違う意見を持っている人たちです。たとえば、もうマスクなんて必要ないとか、ウクライナだけじゃなくてロシアにだって言い分はあるんじゃないのかと言う人はどうしても周囲から浮いてしまうから、カウンセラーに相談するような状況になる。いわば、実験心理学では「例外」とされる人たちです。そういう意味で、心というのは一人ひとり違うものだから一般論では語れない、語るべきものではないというのが臨床心理学の原則です。

一方、実験心理学はまさにその正反対で、人間の心理というのはおおむねこういう傾向にあると、一般論として考える学問なんです。だからこの真逆のものがそれぞれ「心理学」として語られるから、混乱する原因になっているのではないかと私は思っています。

いずれにしろ心理学というのは基本的に心を楽にするための学問ですから、たとえば北朝鮮やロシアの立場も考えるべきだと言っていじめにあったりした場合、カウンセラーは「あなたの意見は多数派とちがうから、主張を変えたほうがいいよ」と言うのではなく、「君の気持ちはよくわかるよ。人それぞれいろいろな考え方があるよね」というふうに言ってあげるのが臨床心理学的な考え方なわけです。そのうえで、上手に世の中を渡る方便を教えることもあります。ただし、それを選ぶかどうかは受け手が決めることです。

このあいだＹｏｕＴｕｂｅでちょっとロシアの肩を持つようなことを言ったら、「お前は精神科医をやっているより、自分こそ精神科で診てもらえ」とかいうようなコメントがドッと送られて来ました。言っておきますが、精神科医の仕事というのは、モノの見方を変えさせたりして心の病を治すことであって、人の思想を変えることではありません。

反体制的なこと、世の中の大多数が言っていることと異なる意見を口にする人を批判するとか、精神病院に入院させるとか、収容所に放り込んで洗脳するとか、そういった、昔ソビエト連邦がやっていたこととは１８０度違うものが精神医学です。そこは絶対に誤解しないでください。人と違っていていいじゃないかというのが、現代の臨床心理学の大前提です。

ちなみにこの臨床心理学の元祖は誰かというと、多くの人は、あの精神分析の創始者ジークムント・フロイトの名前をあげると思いますが、いまや精神分析なる学問は、「あんなもの臨床心理学としては効果がない」と言う人がたくさんいます。

フロイトを有名にしたのは『夢解釈（夢判断）』という著書ですが、いまでは〝夢占い〟と称する本がいっぱいあって、水の夢の意味はこうだとか、蛇の夢を見たらこういう意味だとか書かれていますが、フロイトが言っているのは、同じように蛇の夢を見たとしても、その意味は一人ひとり違うということです。

蛇が近寄ってきても、お母さんが抱っこしてくれて「大丈夫」って慰めてくれた経験がある人には蛇の夢はいい夢だし、蛇が何匹も押し寄せてきた恐怖の経験のある人には蛇の夢は恐怖と孤立無援を象徴しているのかもしれません。それでフロイトは自由連想というやり方を考案しました。あなたは蛇という言葉からどんなことを連想しますかというように、心に浮かぶことを語らせて、その人が蛇に対してどんな考えを持っているか調べるわけです。

つまり同じ蛇の夢でも一人ひとり意味が違うということを最初に言い出したのがフロイトの偉いところで、この考え方は実に素晴らしいと私は思います。

この「一人一人心は違うものだ」というのが臨床心理士的な考えで、一方、実験心理学の人たちは100人なら100人のうちの多数派《マジョリティ》の反応こそが人間の傾向だと考える。「心理学」について考える際には、その二つを混乱しないようにしていただきたいと思います。

（2022年11月3日）

フロイトはヤブ医者だった——森田療法が教える「上手に悩む秘訣」

精神医学っていうと、フロイトの名前を思い浮かべる人が多いんじゃないでしょうか。無意識の概念を初めて持ち出した人で、精神分析学の創始者でもあり、前述のように『夢解釈（夢判断）』なんていうベストセラーも出しています。

確かにフロイトは後の心理学とか哲学に大きな影響を与えた人なんですけど、一方で、医者としてはかなりのヤブ医者だったであろうと思われます。一生のうちに治療できた患者はたぶん50人かそこらでしょう。その人たちだって、完全に治ったかどうかあやしいもので、フロイトというのは、理屈はこねるけど、患者をちゃんと治せない人だったようです。

その理由の一つが、本当にあるかどうかわからない無意識の世界にこだわって、患者の症状の原因を子供時代の環境だとか、幼児体験だとかの過去に求める治療をしたからです。だけど、現在の症状が、過去に親に虐待されたせいだとか、お父さんに変なことをされたからだということを突き止めて、それを意識化することで満足してしまうフロイトの治療法では、そこで患者さんの思考をストップさせてしまうことになる。過去はもうやり直しがきかないから、現在の自分の症状はしかたのないことなんだ、と諦めるしかなくなるからです。

それに対して、過去に何があったとしても、これからどうしようと、今後の生き方を考えていくほうがずっと治療に効果的であるというのがいまの精神医学のトレンドです。過去にひどい目にあった人でも、モノの見方や受け取り方（認知）を肯定的に変えていくようにするのが認知療法だし、対人関係療法というのも新たな対人関係の方法を模索するやり方です。フロイト流精神分析が過去に目を向けているのに対し、未来に目を向けようというわけですね。

そういう考え方の一つが、今回お話しする森田療法という日本発祥の治療法です。大正初期から昭和中期にかけて活躍した森田正馬《まさたけ》という医学者が始めたもので、いつまでもクヨクヨと過去に囚われていてはいけないという考え方です。なぜかというと、過去は変えられないが、未来は変えることができるから。どうせ悩むんだったら、変えようのないモノより変えられるモノについて悩むほうがいい、というのが森田療法の基本的な考え方です。

私、10年ほど前に、『悩み方の作法』（ディスカヴァー・トゥエンティワン刊）という森田療法の解説書を出していますので、もしも興味がわいたら、くわしくはそちらをお読みいただくとして、ここでは、そのエッセンスをご紹介したいと思います。

何ごとにもちょっとしたコツやテクニックがあるように、悩みにもやはり悩み方というものがあります。たとえば、人間の力では変えようのないことについて悩むのは意味がない。過去に起きたこと、あるいは現在すでに起こっていることそのものを変えることはできません。でも、それに対する見方を変えることはできます。それが森田療法的な考え方です。一例をあげてみましょう。

あなたが悩んでいることは何ですか、とまず患者さんに聞いてみると、たとえば赤ら顔（赤面症）の人が「私はすぐ顔が赤くなるせいで、人に嫌われるんです」と答えたとします。

ということは、彼もしくは彼女は、顔が赤いことそのものではなくて、その結果、嫌われることに悩んでいることがわかります。「じゃあ、好かれるようになればいいんだね」と念を押すと、「こんなに顔が赤くなっては好かれませんよ」と答えますよね。そこで、私と患者の会話はこのようになります。

「いや、そんなことはないよ。私はもう精神科医を何十年もやっているから、顔が赤くなっても好かれている人を何人か知っているよ」

「そんなの例外の中の例外ですよ」

「だけど、顔が赤くなくても嫌われている人のほうが私の長い人生の中でたくさん知っていますよ。顔が赤くなるのを治す方法は、残念ながら私はヤブ医者だから知らないけど、顔が赤いなりに人に好かれる方法なら、一緒に考えることができるけど、どうしますか?」

つまりその人が、顔が赤いのを気にしているのは、人に好かれたいという欲望があるからだという風に、その人の真の願いや欲望を探すことです。そのうえで、素直に人に好かれるための努力をしたほうがずっと話が早い。顔が赤くなることに悩むのはバカバカしいからやめようっていうのが、森田療法的な発想なんです。

試験に受かるかどうか不安だという人はみんな、試験に受かりたいという欲望が強いから、落ちたらどうしようと不安になる。どうせ記念受験だ、落ちてもいいやと思っている人には不安はないわけです。

つまり、不安の背景に「人に好かれたい」という欲望があったら素直に欲望に従おう。試験に落ちるのではないかという不安があるんだったら、受かるために猛勉強をしようということです。

変えられるものを変えるために悩むのが上手な悩み方です。いくら悩んだからって顔が赤いのは変えられない。だけど、たとえば話し方は変えられる。人を魅《ひ》きつけるウィットに富んだ話し方を学ぶこともできる。愛想の悪さだって変えることができる。好かれたいという自分の欲望を満たすために、自分がなりたい自分になるためにやれることをやる。それが大事なんです。

顔が赤くなるのを治したところで、胸がドキドキするのを治したところで、それだけでよりよく生きられるようになるわけではない。そういう現象的な弱み、目に見える障害を取り除こうという発想では幸せになることは難しい。

日本人にはそういう傾向が強くて、検査データに異常があったりすると、そこだけを治そうとします。だけど、それで元気になったり健康になったりすることって、まずありません。だったら、もっと元気が出るような、健康になるための運動をしたり、好きなことをして楽しんだりするほうがずっといいという話です。

コロナだって、かかったらどうしようと心配してばかりいるより、感染しても重症化しないように免疫力を高めようという発想があってもいいわけです。そういう意味で、悩むのが下手な人たちは、そのせいで精神的に参ってしまうことが多いんですね。

これは森田療法とはちょっと違うんだけど、私が『悩み方の作法』でもう一つ書いたのは、**確率の低いことに悩むなということです。**たとえば飛行機が落ちるのが怖くて乗れないっていう人がいるけれど、道を歩いていて自動車にはねられて死ぬ確率のほうが、飛行機事故の何千倍、何万倍も高いわけです。

確率で言えば、高齢者が運転して事故を起こして人をはね殺す確率は何万分の一くらいなのに、歳をとったからって免許を返納して家に閉じこもったおかげで「要介護」になる確率は10％、20％にもなる。

みんなコロナを怖がっているけれど、日本では毎年5000人がお風呂で溺れて死んでいるんですよ。風呂場で死ぬ人は年間2万人です。コロナ禍の一波や二波のころは、死者数は1日10人いくかいかないかなのに、緊急事態宣言が何度も出され、日常生活は大幅に規制されました。風呂で死ぬ確率のほうがコロナで死ぬ確率より高いのに。風呂で死ぬのが怖いから浴槽に入らないでシャワーだけにしようって人、そんなにいませんよね。確かにコロナ以降、死者数は増えましたが、中高年まではほとんど死なないことには変わりありません。90歳以上の人や要介護5の人は、風邪をこじらせたって死ぬんです。この手の人はコロナにかかったって、死ぬ確率は普通の風邪と大きくは変わらないでしょう。だったら、日常を取り戻したほうがよほど建設的だというのが森田療法的な発想です。また、人間、誰もが死ぬのだし病気になるのだから、ある程度以上確率の低いことは受け入れて、悩まないようにしようという発想もあります。

何ごとも未来志向で効果的に悩むことが大事です。非建設的なことで悩まない。自分が何をしたいのか、その欲望実現のために悩む。起こる確率の少ないことで悩まない。あるがままを受け入れて、よりよい人生のために上手に悩もうというのが森田療法の基本です。

（2021年9月28日）

アドラー心理学に学ぶ「共同体感覚」の中で生きる幸せ

みなさんの中には、アルフレッド・アドラー（１８７０―１９３７）という心理学者の名前をお聞きになったことがある方もいらっしゃるかもしれません。もう10年近く前になりますが、アドラー心理学をわかりやすく解説した『嫌われる勇気　自己啓発の源流「アドラー」の教え』（岸見一郎・古賀史健著、ダイヤモンド社）という本がビジネス書としてベストセラーになり、舞台やテレビドラマになるほどヒットしましたから。

アドラーは前回紹介した森田正馬《まさたけ》（１８７４―１９３４）と似たところがあって、非常に治療がうまい人でした。森田とは同時代人で、同じ時期に生まれ、同時期に亡くなっています。お互いに相手のことは知らなかったと思いますが、典型的なヤブ医者だったフロイトの考え方に逆らって、膨大な数の患者さんを治した点で二人は共通していました。治療に対する考え方が似ていたのです。

フロイトは幼少期のトラウマや、母親の育て方などに現在の心の問題の原因を探ろうとしましたが、森田は、そんなことをして原因がわかったところで、そこから先には一歩も進めない、どうせ自分はこうなんだとあきらめてしまうから、症状がよけい悪化すると考え、「目的本位」という言葉を使って、大事なのは原因よりも目的のほうだと唱えました。

アドラーも「原因論」より「目的論」のほうが大事だと言っています。たとえば不良少年が非行に走るのは、フロイトが言うように子供時代に親に虐待されたからではなくて、悪いことをすれば周囲から注目されるからである、したがって、騒げば騒ぐほど非行を繰り返すようになると考えます。アドラーも森田も、原因より目的を重視したわけです。

フロイトの認識は、自らの意識に上ってこない無意識の世界に人間は動かされているのだというものですが、「あるかどうかもわからない無意識なんてインチキなものに頼るな」というのがアドラーと森田の共通の考え方です。

アドラーはもともとフロイトを師と仰ぎ、一緒に勉強会をしていたのですが、やがてケンカ別れみたいな形で袂《たもと》を分かちました。そのいちばんの理由は、アドラーが「やはり無意識なんて存在しない、意識を変えないと人間は変わらない」と考えたからです。森田正馬も無意識という概念を非常に嫌ったとされています。

そういった意味でアドラーと森田はよく似ているんですが、アドラーが森田と違うのは、「共感」と「共同体感覚」ということを重要視した点です。これが彼の非常に面白いところで、要するに「相手の役に立ちたい」と思うことや相手の気持ちを理解することを強調しているわけです。森田はあまりそういうことは言っていません。

アドラーの言ったことは、今日の「共感」という言葉に非常に影響を与えています。それは、相手の立場に立って相手の気持ちを考えようということです。こんなことを言われたら、相手はどんな気持ちになるだろう、こんな境遇にあったら人はどんな気持ちになるだろうかと想像して、相手の感情を理解しようと主張したのです。

それともう一つ、「共同体感覚」というのは、他者と仲間としてつながっている感覚のことです。

日本では「村八分にされないように、目立つことは避けよう」とか、「一人だけマスクをしていないと仲間外れにされてしまうんじゃないか」といったように、みんなと違うことをしてはいけない、みんなに合わせるというのが昔ながらの共同体意識ではないでしょうか。

しかし、アドラーは、何を言っても「仲間外れ」にされない、自分の言いたいことが自由に言える集団が共同体であると考えるのです。

本当の仲間たち、親友のグループってそうですよね。言いたいことを言っても仲間外れにはされない。そう、アドラーの言う「共同体感覚」って、言ってみれば日本語の「身内」

に近いんです。身内であれば、何を言ったって「お前、それは言い過ぎだよ」とか、「お前の言い方、ムカつくよな」とかたしなめられることはあっても、仲間から爪弾《つまはじ》きされることはありません。

自分が属しているのが本物の共同体かどうかは、言いたいことを言ってみるしか確かめようがありません。みんなに合わせて言いたいことを口にしないから嫌われないでいるだけなのか、自分の思っていることをズケズケと言っても許されるのか、そういう意味ではアドラー的な「共同体感覚」は、とにかく試してみないとわからない。でも、実際にやってみる価値はある。

そうすれば、全員がそうだとは言いませんが、自分を認めてくれる人は思ったよりたくさんいる。意外と〝身内〟って多いことがわかるんですよ。そういう共同体の中で生きることが人間に幸福感を与えるとアドラーは言うのです。

そして人目の奴隷になるなというのがアドラーの基本的な考え方です。ここは、実は森田も似たようなことを言っています。ただし、**「他人はあなたが考えるほど、あなたのことを気にしていないよ」**という意味ですが。

アドラーはウィーン出身のユダヤ人だし、晩年は活動の場をアメリカに移したわけですが、アドラーの考え方は日本人に合っているんです。日本人には「こんなことを言うと仲間外れにされるんじゃないか」とか「嫌われるんじゃないか」とビビって口をつぐんでしまう人が多い。日本人には「嫌われる勇気」が必要だから『嫌われる勇気』がベストセラーになったんです。ちなみに、あの本ほど売れたわけではありませんが、私も『アドラーと精神分析』（アルテ）という本を出しています。

実はアドラーが現代の心理学に与えた影響ってすごく大きいんです。モノの見方を変えることでストレスを減らしていこうという、いま流行《はや》りの「認知療法」を考案したアーロン・ベックというアメリカの精神科医も、アドラーの影響を受けています。

ベックはもともとフロイトの精神分析学を一生懸命、勉強した人なんですが、どうも患者がよくならない。悩んでいる時にアドラーの勉強会に出かけ、「患者のライフスタイルを変えよう」という話を聞いて、そうか、問題は「生き方」だと気がついた。そこから患者の悲観的・否定的なモノの見方をポジティブ思考に変える認知療法を始めました。

ベック以外にも、カウンセリングの父と言われるロジャーズや、あるいは自己啓発の父と呼ばれるカーネギーといった人たちがアドラーの影響を受けたと言っています。そういう意味でアドラーの功績は大きいし、人生を主体的に選び取っていくという「自己決定性」

という考え方は、経営者には大変に人気がある。ただ、残念ながら、まだこれからという時に講演旅行先で散歩中に急死しました。

しかも、貧しい人を一生懸命診ていたので、本が売れたアドラーは別として、弟子たちはみんな貧乏で、そのうえユダヤ人でしたから、不幸にも根こそぎナチスに殺されてしまいました。そのせいでアドラー学派はあまり流行らなかった。

それに比べて、フロイトという人はろくに患者を治せなかったくせに、金持ちしか診ませんでした。とはいえ、これをユダヤ的ということはできません。アドラーだって同じユダヤ人なのに貧しい人の治療をいとわなかったわけだから、フロイトが金持ちしか相手にしなかったのはユダヤ人ゆえではなく、彼のパーソナリティによるものだと思います。

そういうわけで、フロイト学派の弟子たちはみんなリッチでしたから、弟子たちもニューヨークやロンドンなど世界の各地でフロイト理論の普及に努めました。そのため第二次大戦後に精神分析は世界を席巻しましたが、フロイトのやり方では患者がさっぱり治らなかったので、現在はすっかり流行らなくなってしまいました。

精神医学界にも有為転変《ういてんぺん》はあり、一方のアドラーの考え方は多くの研究者に受け継がれ、今日の認知療法やカウンセリング、自己啓発学などに生かされています。

私がアドラーや森田療法を認めているのは、理論そのものよりも、現場で患者さんの治療を重視する、つまり病を治すための方法論だからです。心理学も精神医学も哲学ではありません。心の病を治すという本来の目的を忘れた学説は、むしろ医学にとって有害ではないでしょうか。

（2021年9月1日）

雅子様も深キョンも！　真面目な人ほど危ない「適応障害」の真実

女優の深田恭子さんが、「適応障害」と診断され、しばらく表舞台から遠ざかって休養すると報じられて話題になりました。この「適応障害」という病名が一躍知られるようになったのは、何といっても、いまの皇后陛下、雅子様が、主治医である慶応の大野裕先生から「適応障害」と診断されたのがきっかけです。

実際、私たち精神科医にとっても身近な病気であって、統計がとられていないため具体的な数字はわかりませんが、この病気にかかっている方はかなりの数いるのではないかと疑われます。精神科のクリニックにかかっている人のおそらく10人に1人は適応障害ではないかという人もいます。

その症状はうつ病とよく似ていて、憂鬱な気分が続き、食欲もわかず、体もだるい。ただ、うつ病と違うのは、その症状が起こるのは職場のような一定の場所に限定され、家に帰れば症状が改善され、普通に生活できることです。

ある時期からビジネスマンの間でこの病気が急増し、一時期、「新型うつ病」などと言われました。職場にいるときだけ具合が悪くなり、家に帰ると元気になることから、「仮病じゃないか」と疑われることもありましたが、どうもそういうわけでもないらしい。いろいろ調べてみたり、カウンセリングを行ってみたりしたところ、どうも真面目な人ほど適応障害を起こしやすいことがわかったのです。

頑張って会社に貢献しなければいけないとか、仕事にはベストを尽くさなければならないと一生懸命に働き続けた結果、発症する人が多いのです。たとえば深田恭子さんの場合なら、パーフェクトな演技をしなければならないとか、自分の納得できるお芝居をしたいと思い詰めるから、撮影現場にいると苦しくなって、家では通常どおりの状態に戻るということだったのではないかと推測されます。

皇后陛下も、妃殿下の時に、宮中のさまざまな古くからのしきたりや複雑な人間関係の中で、お妃としての務めをしっかり果たさなければならないと自分に言い聞かせながら、思うようにいかず、自責の念にかられて適応障害を発症したのではないでしょうか。ところが天皇陛下がとても優しい方なので、宮中から戻るとホッとしてくつろぐことができる。だから愛子さまは無事にスクスク成長された。本当によかったと思いますよ。もしうつ病になっていたら愛子さまに十分な愛情を注ぐことは難しかったでしょうから。

当然ながら、適応しようとするから適応障害になるんです。仕事なんか適当でいいや、私はスターだから演技なんて二の次よ、なんて思っている人は適応障害に悩むことはない。つまり適応しようとする真面目さが適応障害の原因になるんです。

だから、そんなにつらい仕事なら辞めてしまうのがいちばん簡単な解決法です。だけど、雅子様のお立場で宮中に出ないなどということは許されないし、深田恭子さんだって、いまさら引退して会社勤めをするわけにもいきません。事務所も引き留めるだろうし、本人も不本意でしょう。

じゃあ適応できない環境にとどまっている患者さんはどうしたらいいか。それはモノの見方を変えることです。すべて自分で背負い込むのではなく、誰かに手伝ってもらったほうが仕事がうまくいくとか、パーフェクトな演技をしようとひとりで悩んでいても、結局、評価は他者にゆだねるしかないとか、けなす人もいれば褒めてくれる人もいるとか、そうやってモノの見方を変えることが適応障害の治療法です。このやり方を「認知療法」と言います。

認知療法は、うつ病や適応障害に対するメインの精神療法として、アメリカなどでいま盛んに行われているものです。だから日本でも、本当はみんな認知療法を受けてほしいのだけれど、いちばんやっかいなのは、日本の医学界が腐っている——というと言い過ぎかもしれないけれど、ちょっとおかしな人が多すぎること。はっきり言えば、人間の「心」に興味のない人ばかりだということです。

医学部の教授になるのは、動物実験ばかりして論文の数を稼いだ人ばかりです。だから、コロナ対策でも、人間の心なんかまったく無視されたわけです。外出を自粛して、他人と会わないようにしていれば感染は防げるかもしれないけれど、隔離状態が続いたら心が病んでしまうという発想はまったくない。人間には心があることがあまりわかっていない人たちが大学の医学部教授になれるのです。なぜかと言えば、教授に昇進できるかどうかは、教授会の多数決で決まるからです。

大学の医学部は全国で82もあるのに、精神科の主任教授が私のようなカウンセリングの専門家である大学は一つもありません。選挙で選ぶ限り、犬とかラットに薬を注射ばかりしていた人とカウンセリングがうまい人のどちらを精神科の教授にするかということになると、選ばれるのは必ず動物しか相手にしてこなかった人です。そういう人たちが医学部の教授になるんですよ。

そういう教授たちに「お前は医者に向いてない」って面接で言われて、点数は足りているのに落とされる人がたくさんいる。3年くらい前までは、女性というだけで面接で最低の点がつけられたりしたのですから、いかにひどいかがわかるでしょう。とりあえず現在の医学部の教授を全員クビにするとか、医学部の教授は3年に1回総選挙にするといったような大ナタを振るわない限り、日本の医療は絶対よくなりません。

たとえば、雅子様の主治医である前述の大野裕先生は、日本で初めて認知療法を紹介した方ですが、やはり慶応大学医学部の精神科の教授にはなれず、慶応大学保健管理センターの教授になりました。ということは、認知療法の第一人者がいる大学でさえ、その大学の医局にいる限り、認知療法をきちんと学べない状況が続いているということです。認知療法を教えてくれる医学部はほんのわずかなので、大学病院でいい治療医に出会うことはめったにありません。大学病院が日本では医師養成機関なので、市中でもそういう医者に出会うことは困難です。私や大野先生のように海外で学ぶしかないのが実情です。けれど、正式な認知療法じゃなくても、「あんた、気ィ張りすぎや。もうちょい楽に考えたほうがいいよ」とか、「結果なんてやってみなわからんやないか」みたいなことを言って、患者さんの心を楽にしてくれるようなお医者さんは、数は少なくても昔からいるんです。そういう先生に話を聞いてもらっているうちに、認知療法を受けたのと同じように、認知が変わる人はいっぱいいます。

そういうお医者さんに巡り会うのは難しいかもしれませんが、医者でなくても、臨床心理士には認知療法を学んでいる人たちがたくさんいるので、いいカウンセラーを探すなどして、治療を受けるようにしてください。

いまイーロン・マスクが人間型のロボットをつくろうとしていますよね。ＡＩを搭載したアンドロイドに、人間はとうてい太刀打ちできません。１００メートル競走で自動車に勝とうとするようなものです。人間よりはるかに能力の優れたロボットに仕事をまかせる時代が、もう現実のものになっているのですから、完璧さが求められる仕事はロボットにまかせて気楽にいこうと認知を変えるべきです。とにかくなるようにしかならない。やってみなければわからないという楽な気持ちで職場に出かけてください、というのが現在の私にできるアドバイスです。

適応障害というのは本当につらいらしく、自殺する人も少なくない。子供の間でも学校に適応できずに悩んでいる生徒が増えています。夏休みが終わって学校が始まったとたんに自殺する「9月1日症候群」と呼ばれる状況も起きている。

環境に無理に適応するのはすごいストレスなんです。そんな適応の必要はまったくないことを理解して、会社や学校より自分の心の健康のほうが大事だということを忘れないでください。

（2021年9月21日）

「認知行動療法」は人生を楽しむためのヒント

「和田秀樹チャンネル」の視聴者から、「認知行動療法」というのはどんなものか教えてほしいという質問が来ているので、簡単にご説明したいと思います

「認知行動療法」の基本となるのは、「認知療法」と「行動療法」の二つです。

まず「認知療法」ですが、これは前回お話ししたように、ものの見方を変えることで心

を楽にするという考え方です。失恋して、あれほど素敵な人には二度と巡り会えないとか、会社をクビになって、このまま人生の落伍者になってしまうのではないかと思い悩んでいる人に、ほかに可能性はいくらでもあることに気づかせてあげるわけです。

「悪いことの後にはいいことがある」みたいな単純なプラス思考ではさすがに無理があるので、そこを説得するのは難しいんですが、人生は悪いことばかりじゃない、生きていれば何かしら嬉しいことがあると思えれば、つまり自分の悲観とはほかの可能性があると思えれば、心は楽になるというのが「認知療法」の考え方の基本ということになります。

一方、「行動療法」というのは行動を変えてみることで心を楽にするものです。たとえば制服を着ると気分がシャキッとしますよね。そういうふうに行動の「形」から入るやり方です。制服でなくても、服装や髪形を変えると不思議と気分も変わることは、誰にも覚えがあるのではないでしょうか。

ただし、これは必ずしもいいことばかりではなく、米スタンフォード大学で１９７１年に行われた「スタンフォード監獄実験」という有名な心理学実験があります。

これは、被検者を囚人役と看守役に分けて、それぞれの制服を着せ、監獄を模した施設でその役割を自由に演じさせると、人はどんな行動をとるかを観察したものです。すると、看守役の人はどんどん威圧的かつサディスティックになり、一方、囚人役の人たちは虐待に怯え、日に日に卑屈になっていった。被検者たちの行動がついに精神的・肉体的な危険を感じさせるまでにエスカレートしたため、ついに実験を中止せざるを得なくなりました。

そうしてみると、「形から入る」というのは、人間に予想外の大きな影響を与えることがわかります。

では、「認知療法」と「行動療法」を一つにした「認知行動療法」とはどういうものかというと、「行動」という文字は入っていても、「認知療法」の要素が大きくなります。

たとえば電車に乗るとパニックになるという認知を持っている患者がいるとします。「私は電車には乗れません。乗るとパニックになって、息苦しさで倒れてしまうんです」と訴える患者に対して、「では、急行列車ではなく、ひと駅1分くらいの各駅停車に乗ってみましょう」と提案する。「1分なら息が止まったところで死ぬわけじゃない。とりあえず1分だけ我慢してみてください」。そう言って、電車に乗せるわけですよ。

そうして、意外や何も起こらなかったという経験をすると、「電車に乗るとパニックを起こす」という認知を持っていた人が「電車に乗ってもパニックを起こさないこともある」ということを行動によって知ることになる。「案ずるより産むがやすし」の言葉どおり、これまで無理だと思っていたことが、やってみたらできたという経験をすることで、これまでの考えを変えていくことができる。これが認知行動療法の基本なんです。

心因性の歩行障害の人も、「転びそうになったらすぐ支えられるように見ているから、ちょっとでも歩いてごらんなさい」と励まされて、たとえよちよち歩きであっても、歩けたという経験をすると認知が変わる。思い切って行動を変えることで結果が得られ、その結果によって認知を変えていくという方法です。

この患者さんの場合、歩けないという思い込み（認知）に対して、ふだんは歩かないという行動をしているわけです。この行動が不合理であることに気づかないのです。その不合理な行動を変えさせていくのが認知行動療法です。

人間って、初めて経験したり試したりするときって、不安だったり怖がったりしがちじゃありませんか。ジェットコースターなんて怖くて乗れないって言う人がいますが、まあ、乗っている最中に気絶する人は稀にいたとしても、実際にはジェットコースターは乗客が安全なように設計されているわけです。だから、無事に戻ってこられると、「案ずるより産むがやすしだね」ということになる。そういう経験を重ねることによって、人間は認知を変えていくわけです。

これは認知行動療法に限ったことじゃありません。たとえば生まれてこのかた、殴られたことがないという人は、ボクサーくずれのヤクザに「ちょっと痛い目にあわせてやろうか」なんて脅されたら、それだけで震え上がって、「いくら出せば許してくれますか」みたいなことになる。

私も、たまにガラスがあることに気づかず思い切りぶつかってしまったり、足がすべって転んだりして、ものすごく痛い思いをすることがあります。でも、そういう経験をしていれば、それほど痛いわけでもない、一過性のものだってことがわかる。

そうすると、まあヤクザに一発殴られたところでたかが知れていると思えて、恐喝されてもそれほど怖いとは思わなくなります。何ごとも経験してみないことにはわからない。一回でも経験すれば考え方は変わる。

もちろん、われわれ精神科医は、そんな殴られてケガをするような体験を患者さんにさせるわけにはいきません。その患者さんが試してみる価値のある安全かつ意義のある宿題を出すわけです。そうすると、「先生、思い切ってやってみたらできました。大丈夫でした」といって、たいがい嬉しそうな顔をしますからね。そうやって変えやすいところから変えていって「案ずるよりも産むがやすし」という言葉は本当だと思ってもらえるようにするのが認知行動療法の基本です。
「こういうことをしてはいけないんじゃないだろうか」とか、「そんなことしていいんだろうか」と不安になる傾向が、総じて内気な日本人には強いような気がします。それでも、まず試してみることです。どうしても不安が残るようなら、それがうまくいく確率論で考えるとか、あるいは最悪の事態が起こった場合どうするかを前もって決めておくだけでもずいぶん違うと思います。

いずれにしてもやってみなければわからないという気持ち、これはうつ病の予防にもなりますし、これからの人生を思う存分楽しむための秘訣でもあります。認知行動療法というのは生きるヒントにもなる、実に有益な考え方ではないでしょうか。

（2023年1月12日）

「発達障害」は「障害」ではなく「才能」の一変種だ

私が「自分は発達障害だった」ことを公言しているせいか、発達障害に関する質問も多く寄せられているので、今回はそれにお答えしたいと思います。

まず、ADHD（注意欠如・多動性障害）の患者さんに対してどのように診察しているか。発達障害の子供の増加と環境ホルモンとの間に因果関係はあるのか。そして最後に、「ASD（自閉スペクトラム症、昔はアスペルガー症候群と呼ばれていたもの）に関するYouTube動画をよく観るのですが、発達障害の〝顔の特徴〟を述べているユーチューバーがけっこういます。精神科の先生は顔でも診断するのですか？」という質問。この三つについて、まとめてお答えします。

発達障害というのは、脳の機能の発達に関係する障害で、コミュニケーションや対人関係が苦手なため、社会で孤立しがちになります。その主なものが自閉スペクトラム症や、注意欠如・多動性障害（気が散りやすく、じっとしていられない）と呼ばれるものです。かつては子供に対して使う言葉でしたが、最近は「大人の発達障害」がマスコミによく取り上げられるようになっています。

実を言うと、私が発達障害を診察する機会はそれほど多くありません。私は現在2カ所で診察をしています。一つは原則65歳以上の高齢者専門の精神科で、保険診療でそれほど長い時間をかけて診察ができないこともあり、そこでは認知症の患者さんの診断やそれに対して対応法を考えたり、うつ病の高齢者にお薬を決めてあげるとか、頭部の写真を撮って脳が老化していないか萎縮していないかを診るというようなことをやっています。

もう1カ所のクリニックは保険適用外なのでお金はかかりますが、その代わりにちゃんと50分とか時間をとって話を聞けるので、発達障害の子を持つ親御さんの相談に乗ることもあります。診察するというより、学校でこんな問題を起こしているとか、よそで発達障害と診断されたというので、じゃあどんな風に対処したらいいだろうかということを話し合うわけです。

私は高齢者専門の精神科医ですから「児童精神医学」は専門ではないのですが、問題なのは、大人になっても発達障害のままの人が多くなっていることです。ＡＤＨＤの人は気が散りやすいので、たとえば片付けが苦手で、部屋中ものであふれてしまっている。

また、自閉スペクトラム症、アスペルガー症候群とか呼ばれるＡＳＤの人は、空気が読めなくて周囲とトラブルを起こしやすい。

ただ、発達障害の〝顔の特徴〟について語っているユーチューバーというのは、あまり信用できないと私は思います。確かに、知的障害のある人たちの中には、特定の遺伝子の問題で顔付きがちょっと一般の人と感じが違う人がいないわけではない。ただ、ＡＤＨＤ

であれＡＳＤであれ、発達障害の人は外から見ただけでは区別がつきません。

発達障害と環境ホルモンとの因果関係については、これはちょっとはっきりとは言えないので後回しにするとして、最近、非常に感銘を受けた本の日本語訳が『ザ・パターン・シーカー　自閉症がいかに人類の発明を促したか』（サイモン・バロン＝コーエン著、化学同人）というタイトルで、私が監訳者の形で刊行されました。「これってどんな法則があるんだろう？」と何かのメカニズムに興味を持ったり、あるいは「これはどういう仕組みで動いているんだろう？」と知りたくなっておもちゃを分解してしまったりする自閉症スペクトラムの子供たちのことを、この本では「パターン・シーカー」と呼んでいます。

これはパターンを探す（ｓｅｅｋ）人という意味で、この本の著者であるオックスフォード大学教授のコーエン氏の造語です。そういう「パターンを追い求める人たち」が世の中を進歩させてきたというのがコーエン氏の説で、彼らは人間関係には興味や関心はないけれど、その一方で、メカニズムのようなものに対して強く惹かれる傾向がある。いわゆる凝り性・オタクと呼ばれる人たちで、おそらく手術の達人と言われている「手術命！」みたいな医師というのは、ほとんどこの「パターン・シーカー」だと思われます。

ところが、現在の大学医学部の「入試面接」では、そういう発達障害の傾向のある受験生を落とそうとする現状があります。いまのままでは、手術は下手なのに口がうまくて面接にそつなく答えられる平凡な医者が増えるだけです。だから手術に失敗しても言い訳だけはやたらに上手《うま》い医者というのがいっぱいいるわけです。

たとえば30人もの患者を殺してしまった群馬大学病院の医師も、手術後の説明が上手かったから、29人目までは遺族を納得させて切り抜けていた。そういう医者ばかりでよければ現在の入試面接制度でいいと思いますが、そんなものは早くやめてもらって、説明は下手かもしれないけれど能力の高い受験生を合格させるべきではないかと、少なくとも私は思っています。

というわけで、発達障害の人たち、ＡＤＨＤ（注意欠如・多動性障害）やＡＳＤ（自閉症スペクトラム症、アスペルガー症候群）の人たちは、いろいろなことに対して好奇心旺盛で、新しいものに興味を持つクリエイティブな人である場合が多い。**他人の気持ちがわからない代わりに、実に理知的にものを考えたり、興味のあることに対しては集中力が並外れていたり、凝り性だったりして、手術なんかに関しても、ものすごく力を発揮します。**

私がずっと主張していることですが、「発達障害」というものを「障害」とみなすのではなく、発達障害の人たちは必ず何かしら高い能力を持っているのだから、「障害」を否定するのではなく、その能力を見出して十分に引き出し、伸ばしていって、「天才」と呼ばれる人物に育ってもらうほうがよっぽどいいのではないでしょうか。

だから、発達障害を排除するような医学部の入試面接はさっさとやめたほうが日本医学界のためだし、そういう人たちの能力に気づかないような連中が教育者を名乗るなんて、おこがましいにもほどがある。だから、親御さんには、「とにかく子供たちの潜在能力を見つけてあげましょう」と私はずっと言い続けています。

最後に、さっき環境ホルモンについてははっきりしたことはわからないと言いましたが、それに関連してこんな話があります。

先述のコーエン氏をはじめいろいろな学者の調査で、ADHDでかつパターン・シーカーである人には成功者が多いことがわかっていて、とくにIT業界に多い。たぶんビル・ゲイツにしてもスティーブ・ジョブズにしても、おそらくパターン・シーカー型の天才だったのではないかと思われます。古くは発明王エジソンもそうだったと言われています。

実はそういう人たちは、母親の子宮の中にいる時に、テストステロンという男性ホルモンを普通の人よりたくさん浴びていることがわかってきています。

環境ホルモンとの関係性はわかりませんが、現代のフェミニズムの流行と関係があるのではないかということは考えられます。

女権拡張論者などフェミニストの女性や、自己主張が強く、バリバリ仕事をする〝出来る女〟には、テストステロン（男性ホルモン）が多い。したがってお腹の中の子供も多くのテストステロンを浴びることになります。そういう女性が増えたおかげで、自閉症スペクトラムの人が増えている可能性があるのではないかと私は思っています。つまり、女性が強くなると発達障害の子供が増えるわけです。――世の中の発展のためにはそれは仕方ないことかも知れませんが、増えた自閉症スペクトラムの人たちを、入試面接の廃止を含めて、社会が受け入れないといけません。

いずれにしろ、多様性の時代というのなら、発達障害も人間の多様性の一つなのだから、もっと肯定的に考えることが必要ではないか。私はそのように思っています。

（２０２３年４月７日）

和田秀樹（わだ　ひでき）
1960年、大阪府生まれ。精神科医。東京大学医学部卒、東京大学医学部附属病院精神神経科助手、米国カール・メニンガー精神医学校国際フェロー、浴風会病院精神科を経て現在は立命館大学生命科学部特任教授、一橋大学経済学部非常勤講師。川崎幸病院精神科顧問。和田秀樹こころと体のクリニック院長。著書に『80歳の壁』（幻冬舎新書）、『プラグマティック精神療法のすすめ』（金剛出版）、『和田秀樹の親塾』（ブックマン）、『私の保守宣言』（ワック）など多数。

和田秀樹《わだひでき》の老《お》い方上手《かたじょうず》
品《ひん》よく、賢《かしこ》く、おもしろく魅力的《みりょくてき》な老人《ろうじん》に！

2023年10月29日　初版発行
2024年３月３日　第４刷

著　者　和田 秀樹

発行者　鈴木 隆一

発行所　ワック株式会社
東京都千代田区五番町４-５　五番町コスモビル　〒102-0076
電話　03-5226-7622
http://web-wac.co.jp/

印刷製本　大日本印刷株式会社

ISBN978-4-89831-888-1